生活馆

# 我的孩子吃什么？

## ——宝宝安全饮食手册

李翠美◎编著

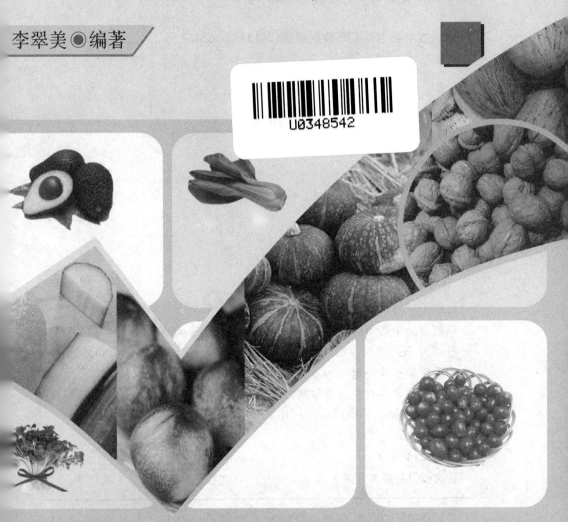

U0348542

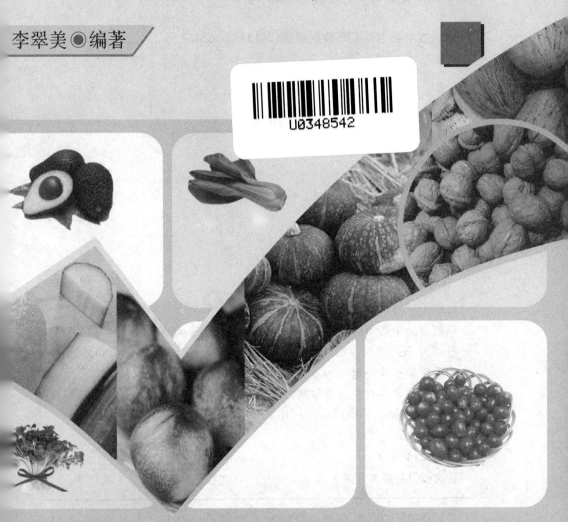

郑州大学出版社

郑州

**图书在版编目(CIP)数据**

我的孩子吃什么:宝宝安全饮食手册/李翠美编著. —郑州:
郑州大学出版社,2014.3
ISBN 978-7-5645-1523-2

Ⅰ.①我… Ⅱ.①李… Ⅲ.①婴幼儿-营养卫生-基本
知识②婴幼儿-保健-食谱 Ⅳ.①R153.2②TS972.162

中国版本图书馆 CIP 数据核字(2013)第 163432 号

郑州大学出版社出版发行
郑州市大学路 40 号                   邮政编码:450052
出版人:王　锋                       发行部电话:0371-66658405
全国新华书店经销
郑州龙洋印务有限公司印制
开本:710 mm×1 010 mm　1/16
印张:14.5
字数:274 千字
版次:2014 年 3 月第 1 版           印次:2014 年 3 月第 1 次印刷

书号:ISBN 978-7-5645-1523-2      定价:28.00 元

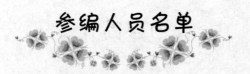

# 参编人员名单

李翠美　蔡　婷　郜　毅
董潇君　刘　铭　董温温
张越伟　韩铭华

## 内容简介

　　让宝宝健康成长是广大家长的共同心愿,那么在宝宝的成长过程中,家长究竟应该注意哪些食品安全细节? 宝宝安全成长到底需要哪些营养元素? 如何预防、解决宝宝食物过敏和食物不耐受性? 日常饮食中的安全隐患家长都注意到了吗? 宝宝怎么吃才能增加抵抗力、远离常见疾病? 本书从以上家长最关心的问题入手,为广大家长提供科学、全面的宝宝饮食方案,指导父母合理搭配安全食谱,从而解决婴幼儿在日常生活中遇到的食物安全问题,使孩子更健康地成长。

# 前言

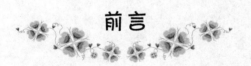

　　婴幼儿的健康成长发育需要全面均衡的营养，而营养是从食物中获得的。面对丰富的物质供应和琳琅满目的食物，许多父母却不知道如何选择婴幼儿的食物，因为他们不知道哪些食物是安全的，哪些食物是存在安全隐患的。婴幼儿对食物的安全要求很高，因为这关系到孩子的健康。然而我们却经常在各种新闻报道中看到这样的消息：蔬菜的农药残留超标、养殖的猪带瘦肉精、浙江海域污染严重海鲜吃不得……三鹿奶粉事件更是闹得沸沸扬扬，其实这已经不是第一次发生儿童食品安全问题了。阜阳"大头娃娃"事件、三聚氰胺事件、老酸奶事件……每一件都令做父母的胆战心惊。

　　那么，婴幼儿应该吃些什么食物、怎样吃才能健康成长呢？

　　本书正是为了回答这些父母急欲知道的问题而编写的。

　　本书基于科学实用和注重可操作性的原则，主要介绍了婴幼儿健康成长的关键在于安全地吃，哪些食物对婴幼儿来说是可以放心吃的，怎样吃更安全，如何预防、解决婴幼儿食物过敏和食物不耐受性及营养不良，最后介绍了婴幼儿常见疾病的食疗方法。

　　本书内容翔实，方便父母查阅，能解决婴幼儿在日常生活中遇到的食物安全问题，从而使孩子更健康地成长。

编　者

2013 年 12 月

# 目录

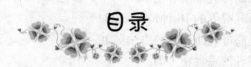

导言／1

## 一、婴幼儿健康成长始于吃得安全

### 婴幼儿消化系统发育特点／5
了解新生儿消化系统的生理特点／5

婴儿的消化器官／6

### 婴幼儿的营养需求／8
婴儿的营养阶梯／8

婴儿的营养需求／11

1～3岁幼儿的营养需求／14

4～6岁幼儿的营养需求／16

### 婴幼儿安全饮食存在的误区／17
不利于婴幼儿成长的饮食误区／17

让宝宝远离不健康食品／21

婴幼儿五星级危险食品排行榜／22

易使宝宝中毒的不安全食物／24

### 怎样留住食物的营养／26
科学烹制食物留住营养／26

如何为宝宝留住食物中的营养／27

食物正确搭配营养加倍／28

适合婴幼儿口味的食物／29

### 婴幼儿大便凸显食物安全／31
学会观察宝宝的大便／31

宝宝经常便秘怎么办／32

评价婴幼儿营养状态的方法／33

# 二、聚焦婴幼儿安全食物

婴幼儿的最佳健康食物——母乳 / 37

妈妈的乳汁——最营养的食物 / 37

怎样判断母乳够不够吃 / 37

不宜母乳喂养的 10 种情况 / 38

妈妈提高母乳质和量的方法 / 40

妈妈哺乳禁忌食物 / 41

关于牛奶的是是非非 / 43

营养全面的牛奶 / 43

婴幼儿喝牛奶的学问 / 44

婴幼儿配方奶粉的是与非 / 48

婴幼儿的安全食物——蔬菜 / 51

了解蔬菜营养成分 / 51

为婴幼儿选择安全的蔬菜食品 / 54

婴幼儿护眼多吃深绿色蔬菜 / 55

科学制作婴幼儿的蔬菜食品 / 56

婴幼儿吃蔬菜全攻略 / 58

让宝宝多吃蔬菜的妙招 / 60

婴幼儿要科学地吃菠菜、马铃薯 / 61

婴幼儿的营养源泉——水果 / 63

婴幼儿吃水果的学问 / 63

常见水果的营养价值 / 65

婴幼儿主食不能忽视 / 66

为婴幼儿选择安全的主食 / 66

婴幼儿吃主食的原则 / 66

科学吃零食保健康 / 68

幼儿成长离不开零食 / 68

控制婴幼儿过度吃零食的妙方 / 69

婴幼儿吃零食的禁忌 / 70

婴幼儿的晚间食物——夜宵 / 72

婴幼儿该不该吃夜宵 / 72

幼儿睡前食物“黑名单” / 73

婴幼儿应该喝什么 / 75

给婴幼儿喝什么好 / 75

婴幼儿喝水要科学／75

# 三、婴幼儿怎样吃更安全

## 新生儿及婴儿安全喂养方案／81

新生儿及婴儿的安全饮食原则／81

人工喂养新生儿和婴儿／82

科学断奶的方法／84

婴儿喂养中的误区／85

科学服用鱼肝油和钙／88

## 1～3岁幼儿安全喂养方案／90

1～3岁幼儿安全饮食法则／90

危害1～3岁幼儿健康的食品／91

1～3岁幼儿要多食益智食物／92

安全健康喝酸奶／93

吃鸡蛋有学问／94

## 4～6岁幼儿安全喂养方案／96

4～6岁幼儿的安全饮食法则／96

4～6岁幼儿饮食禁忌／97

幼儿春季进补营养的原则／99

预防铅中毒从饮食入手／100

理智选择强化食品／101

宝宝护眼食品大揭秘／102

# 四、解析婴幼儿食物过敏和食物不耐受性

## 婴幼儿食物过敏／107

解析婴幼儿食物过敏／107

引起婴幼儿食物过敏的元凶／108

婴幼儿食物过敏解疑／109

## 婴幼儿食物不耐受性／110

解析婴幼儿食物不耐受性／110

解析婴幼儿乳糖不耐受症／110

婴幼儿怎样预防食物不耐受／111

## 预防、解决婴幼儿食物过敏的方法／113

预防婴幼儿食物过敏的注意事项／113

护理家中过敏婴幼儿的高招／114

## 五、婴幼儿营养不良的解决之道

### 婴幼儿营养不良的信号／119
了解婴幼儿营养不良的信号／119
解析婴幼儿营养不良的原因／120
营养不良的临床表现／121
婴幼儿营养不良的危害／123
营养不良的诊断／124

### 怎样预防婴幼儿营养不良／125
预防婴幼儿营养不良的方法／125
警惕婴幼儿营养不良性贫血／125
预防婴幼儿缺锌的方法／127

### 解决婴幼儿营养不良的方法／128
婴幼儿营养不良的治疗／128

### 婴幼儿补充维生素食谱／130
哪些宝宝需要补充维生素／130
了解婴幼儿缺乏维生素的信号／131
各种维生素缺乏症的营养食谱／132
读懂婴幼儿缺钙的信号／139
婴幼儿补钙时应注意的问题／140

### 婴幼儿补钙食谱／143


## 六、婴幼儿生病用食疗

### 咳嗽预防调养食谱／147

### 贫血预防调养食谱／149

### 感冒预防调养食谱／151

### 呕吐预防调养食谱／153

### 佝偻病预防调养食谱／155

### 湿疹预防调养食谱／157

### 便秘预防调养食谱／159

### 暑热症预防调养食谱／161

### 流涎预防调养食谱／163

### 百日咳预防调养食谱／165

### 疔疮痈肿预防调养食谱／167

流行性腮腺炎预防调养食谱 / 169

水痘预防调养食谱 / 171

口疮预防调养食谱 / 173

脓包疮预防调养食谱 / 175

脾胃虚弱预防调养食谱 / 177

骨折预防调养食谱 / 179

哮喘发作期预防调养食谱 / 181

哮喘缓解期预防调养食谱 / 183

胖宝宝预防调养食谱 / 185

幼儿遗尿预防调养食谱 / 187

婴幼儿泌尿系统疾病预防调养食谱 / 189

婴幼儿假性近视预防调养食谱 / 191

婴幼儿咽喉肿痛预防调养食谱 / 193

婴儿五软预防调养食谱 / 195

宝宝"上火"预防调养食谱 / 197

婴幼儿水肿预防调养食谱 / 199

婴幼儿麻疹预防调养食谱 / 201

婴幼儿其他胃肠疾病预防调养食谱 / 203

肝炎预防调养食谱 / 205

小儿惊厥预防调养食谱 / 207

结核病预防调养食谱 / 209

肺炎预防调养食谱 / 211

扁桃体炎预防调养食谱 / 213

附录　常见食物营养成分列表 / 215

# 导　言

2008年最让妈妈们恐慌的莫过于三鹿奶粉事件了。沸沸扬扬的三鹿奶粉事件又将婴幼儿食品安全的问题提到了日程。面对市场上琳琅满目的婴幼儿食品，妈妈们要给自己的孩子吃什么呢？

三鹿奶粉是我国比较著名的奶粉品牌之一，然而它含有的三聚氰胺超标，对很多婴幼儿造成了身体伤害，引起声讨声一片。因而，大部分妈妈选择了进口奶粉或没查出问题的奶粉。

其实，母乳是婴儿的最佳食品，但当母乳不足时，就需要给婴儿添加配方奶，以避免营养缺乏。对1岁以内的婴儿来说，配方奶粉还是最好的选择。需要指出的是市场上以羊奶、豆浆为配方的配方奶粉，都是为那些有特殊需求的宝宝提供的（比如对牛奶过敏），并不是每个宝宝都适合。婴儿6个月左右才需要添加辅食，提前给宝宝添加辅食是不合适的，因为宝宝的胃肠道消化能力还不完善，过早添加辅食，反而会给宝宝的肾器官造成过重的负荷。

婴儿6个月以后，母乳分泌量确实会减少，但妈妈只要每天保持4次左右的哺乳次数，就完全能满足婴儿对奶类的需求。1岁以内的宝宝应以乳类食物为主，米粉只能作为辅食，添加时要循序渐进，从少到多，由稀到稠。注意观察宝宝的大便，如果大便正常的话，再慢慢加量，一定要让宝宝的肠胃有一个适应过程。

阜阳"大头娃娃"事件之前，许多妈妈没有让宝宝喝鲜牛奶。但是当奶粉出了问题后，许多妈妈让宝宝改喝鲜牛奶。专家强调，鲜牛奶含酪蛋白较多，脂肪球较大，不易消化吸收；鲜奶中含乳糖较低，且以甲型乳糖为主，可促进大肠埃希菌生长，易患腹泻。所以，还是不要给1岁以内的宝宝喝鲜牛奶为好。

只要家长能够科学地喂养，选择适当的食物，宝宝的健康就无须担心。

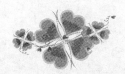

# 一、婴幼儿健康成长始于吃得安全

　　研究表明,婴幼儿时期是一个人身体、心理、脑部发育成长的高峰时期,要想使孩子身体健康、心理素质过硬、头脑聪明,饮食一定要均衡、安全。婴幼儿的健康成长取决于食物。食物中的脂肪、维生素、钙、糖、蛋白质等营养素是婴幼儿发育成长所必需的。所以,为了婴幼儿的健康成长,父母一定要合理搭配食物。

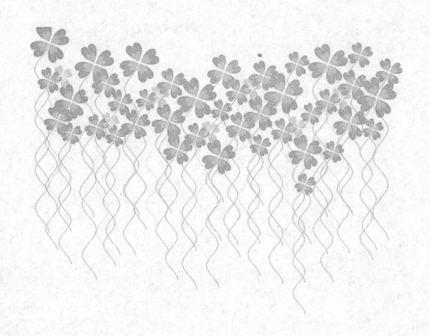

# 婴幼儿消化系统发育特点

## ❀ 了解新生儿消化系统的生理特点

新生儿的消化系统还未发育完全,要安全喂养,首先就要了解新生儿消化系统的生理特点。

**专家指导**

胎儿胃肠道内无气体,新生儿吞咽功能不完善,出生后不久胃囊中就见气体,整个消化道,尤其是下消化道运动较快,出生时咽下的空气3～4小时内到达直肠。新生儿的胃肠道在出生时是无菌的,但出生后几小时便经口将空气中的细菌传入,在肠道培养出细菌,这些细菌是合成维生素K的重要物质。新生儿在解剖上,肠比例较成人长,因此有较大的吸收面积,而肌层薄弱,蠕动又快,只能适应流食的消化吸收。出生时新生儿的胃容积为60～80毫升,排空时间为2～4小时,故需少食多餐。新生儿出生后24小时内排出胎便,胎便是由胎儿吞入羊水中的胎脂、肠黏膜脱落上皮细胞、肠黏膜分泌物及胆汁组成,黏稠,无味,呈墨绿色,出生后12小时开始排泄,3～4天排完,转为棕黄色疏松大便,此期为过渡便。到第4天出现典型的奶便。若24小时未排出胎粪,应检查是否有肛门闭锁或消化道畸形,偶有胎粪性肠梗阻和腹膜炎。早产儿由于胎便形成较少和肠蠕动无力,胎便排出常延迟。新生儿肝脏酶活力低,易致新生儿生理性黄疸。早产儿肝脏更不成熟,生理性黄疸程度较足月儿严重,且持续时间长;另外,肝内糖原储存少,肝合成蛋白质亦不足,常亦发生低血糖和低蛋白血症。出生2周内,下食管括约肌压力低,胃底发育差,呈水平位,幽门括约肌较发达,故新生儿易有溢奶,早产儿更多见。新生儿肠管壁较薄,通透性高,有利于吸收母乳中免疫球蛋白,但也易使肠腔内毒素及消化不全产物通过而进入血液循环,引起中毒症状,如其他蛋白分子通过肠壁可产生过敏(牛乳过敏、大豆蛋白过敏等)。

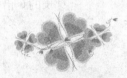

**安全喂养TIPS**

足月儿除胰淀粉酶外,其余消化酶均已足够消化蛋白质和脂肪,可满足食物的简单消化吸收。新生儿消化蛋白质的能力好,胃中凝乳酶起较大作用。早产儿各种消化酶不足,胆酸分泌较少,不能将脂肪乳化,故脂肪消化吸收较差,在缺氧、缺血、喂养不当等情况下,易发生坏死性小肠结肠炎。

## ❀ 婴儿的消化器官

1岁内婴儿消化器官(包括牙、唾液腺、胃、肠和肝脏等)的发育变化较大,它与婴儿的合理喂养有着密切的关系。

**专家指导**

• 牙

6~7个月的婴儿开始长切(门)牙,最先长的是下切牙,1岁左右长出8个切牙。有的家长为孩子到6~7个月不长牙而着急,其实,大多数小孩是在8~9个月才长牙。只要喂养合理,牙一定会长出来的。

出牙会有反应吗?一般没有反应,但个别的小孩有发热、腹泻、流口水等。这些症状并不是出牙独有的,所以绝不能忽视其他疾病的存在。在出牙时若出现上述症状,应及时去医院诊治。

• 唾液腺

婴儿在最初3个月,唾液分泌很少。这个时期,由于婴儿以液体食物为主,还不需要很多的唾液。从4~5个月起,唾液分泌增多。开始时婴儿不会吞咽唾液,常常出现流口水的现象。随着婴儿迅速生长,除母乳喂养外,还需要添加辅食,这时候唾液(含淀粉酶)和辅食调和在一起,有分解淀粉的作用,还可以帮助吞咽。

• 胃

婴儿在最初3个月,胃的容量较小,胃的肌肉也很薄弱。支配胃神经的调节功能发育不够成熟,又加上贲门(胃的入口)部关闭力薄弱,所以婴儿在吃饱奶后,常常会向口里回奶,这称为溢奶,而不是吐奶,对婴儿的营养和生长并没有影响。3个月时,随着胃神经调节功能的加强,溢奶现象也就自行消失。母乳在胃中停留的时间为2~2.5小时,牛奶在胃中停留的时间比人奶要长些。

• 肠

婴儿的肠壁肌肉不发达,因而肠内很容易胀气。一方面,肠的长度超过身长的6倍,婴儿每千克体重所需的营养比成人要多,由于肠道很长,营养也易被吸收。另一方面，由于神经支配功能不完善，消化力差，1岁以内除按时喂奶，并给予适当的辅食外，不宜随便喂不适合婴儿消化的食物，否则，很容易引起腹泻。婴儿肠壁的渗透性很高，因此，消化不完全的产物或肠毒素容易通过肠壁而进入血液，引起中毒。如患了中毒性消化不良，常常伴有脑、心脏功能不全而出现严重的症状。

● 肝脏

婴儿的肝脏体积较大，约是全身体积的5%（成人的肝脏只占全身体积的2.5%）。肝的功能十分复杂多样，它在机体物质代谢过程中占有极其重要的地位，它的功能是把胃肠内已经消化了的食物，如蛋白质、糖类、脂肪、维生素、激素等，通过肝脏加工合成，转变成为身体所必需的物质。食物中若有带毒的物质，就留在肝脏中进行解毒，而后经肾脏排出，或随胆汁一起从粪便中排出。所以，人们称肝脏是人体内的"化工厂"。

**安全喂养TIPS**

6个月以上的婴儿除了喂食乳类外，还要适当地添加辅食。

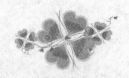

# 婴幼儿的营养需求

　　婴幼儿所需的营养素与成人一样,有 40 多种,这些营养素分布在各类常见食物中。但婴幼儿对各种营养素的需求与成人不同。如果在一定的时间内婴幼儿摄入营养素的量和比例能够满足他们的需求,就能保证营养的均衡,这样的食物对婴幼儿来说就是安全的。

## ❋ 婴儿的营养阶梯

　　婴儿阶段是指人从出生到 1 岁的时期。想要婴儿长得健康、长得壮,至少必须做到两点:均衡的营养与足够的睡眠。婴儿出生几个月后,体重每天会增加约 25 克,家长必须确保其能够摄取足够的营养,这样才能满足快速生长的需要。

　　下面介绍婴儿期不同阶段的营养阶梯。

### § 第一阶梯:0~3 个月

**专家指导**

　　1. 以母乳或其他乳类喂养为主,从母乳或配方奶中获得充足的热量和营养。

　　2. 补充维生素 D 应从出生后第 3 周开始。母乳喂养外,每天添加浓鱼肝油滴剂 2~3 滴,3 个月时增至 4 滴,每天分 2 次喂食。

　　3. 从 2 个月开始,婴儿能够添加的辅助食品只是富含维生素 C 的新鲜果汁或果蔬汁,如纯鲜苹果汁、橙汁、纯苹果胡萝卜汁等,以更好地促进铁在肠道吸收,防止婴儿发生贫血。

**安全喂养TIPS**

　　婴幼儿 2~5 个月时先在果汁中兑水,每次喝一汤匙,逐渐增至 2~3 汤匙。每天上、下午各喂 1 次,6 个月后可饮用纯果汁。

果汁加热时间不宜过久,温度不宜过高,以免维生素 C 被破坏。

尽量让婴儿多次、反复尝试不同口味的果汁。因为均衡的营养来自不同的水果,这样可帮助婴儿建立多样化的良好饮食习惯。

发现婴儿皮肤过敏或出现腹泻,应暂时停止喂食。

由于配方奶中已补充维生素 D,可根据各个品牌配方奶中所含的维生素 D 量及婴儿奶量,计算还需添加多少维生素 D。

§ 第二阶梯:4~5 个月

专家指导

1. 浓鱼肝油滴剂应从每天 4 滴逐渐增至 6 滴,分 2 次喂食。

2. 菜汁、果汁应从 3 汤匙逐渐增至 5 汤匙,分 2 次喂食。

3. 开始给婴儿吃煮熟的蛋黄。从 1/4 只开始,先压碎后放入米汤或奶中调匀后喂食,待适应后增至 1/2 只。

4. 从 4 个月半起,在母乳喂养的基础上,给婴儿添加富含铁的纯米粉(按说明),或每天 1 汤匙很烂的无米粒稀粥。如果婴儿消化情况良好,从 5 个月起烂粥增至 2~3 汤匙,再加上半匙菜泥,分 2 次喂食。

安全喂养TIPS

刚开始添加米粉时可用小汤匙喂食,将米粉送到婴儿唇边吸吮。

泥糊状食物添加时要由少到多,由一种到多种。

添加新的食物最好在上午。

一种食物添加后,最好持续喂 3~5 天再更换另一种食物。

婴儿患病时停止添加新食物。

§ 第三阶梯:6~8 个月

专家指导

1. 从这时起到 12 个月,浓鱼肝油每天保持 6 滴左右,分 2 次喂食。

2. 菜汁、果汁增至每天 6 汤匙,分 2 次喂食。

3. 煮熟蛋黄增至每天 1 只,可过渡到蒸蛋羹,每天半只。

4. 稀粥由稀略增稠些,每天先喂 3 汤匙,分 2 次喂食,逐步增至 5~6 汤匙;也可添加燕麦粉、混合米粉、配方米粉系列。

5.在稀粥或米粉中加上 1 汤匙菜泥,如胡萝卜泥或南瓜泥,稍稍加一点盐。

6.如果婴儿吃得好,可以减去一次喂奶。

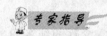 安全喂养TIPS

添加新食物时,同时给予几种婴儿熟悉的食物,让他们乐于接受新食物。

米粉可以混合肉泥、果蔬泥、面条一起喂食。

这一阶段是婴儿学习咀嚼和喂食的敏感期,尽可能提供多种口味食物让婴儿尝试,并把多种食物自由搭配,满足婴儿的口味需要。

## § 第四阶梯:9~10 个月

专家指导

1.从这个时候起,可参考下列程序进食:

早晨 6 点喂母乳;上午 10 点稠粥 1 碗(100~120 毫升),菜泥或碎菜 2~3 汤匙,蛋羹 1/2 只;下午 2 点喂母乳(或牛奶);下午 6 点喂稠粥或烂面条(面片)1 碗,蛋羹 1/2 只。除菜泥外,还可在粥中加豆腐末、肉末、肝泥等。晚上 10 点喂母乳或牛奶。

2.如果婴儿吃得顺利,可少喂 1 次奶或开始考虑断奶。

安全喂养TIPS

婴儿的牙齿已陆续萌出,可给一些酥软的手指状食物,锻炼咀嚼和抓握感。

当婴儿对添加的食物作出古怪表情时,妈妈一定要耐心,大约接触 10 次以上婴儿才能接受。

尽量让婴儿接触多种口味的食物,只有这样他们才更愿意接受新食物。

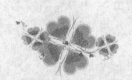

§ 第五阶梯:11~12个月

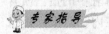

婴儿可以吃接近一般的食品了,如软饭、烂菜(指煮得烂一些的菜)、水果、小肉肠、碎肉、面条、馄饨、小饺子、小蛋糕、蔬菜薄饼、燕麦片粥等,都可以喂食。

**安全喂养TIPS**

这一时期婴儿的蔬菜要多样化,逐步取代母乳或牛奶,使辅助食品变为主食。

如果正处于春天或秋凉季节,可以考虑断奶。

## ❀ 婴儿的营养需求

与成人不同,婴儿对营养素的需要量是,婴儿愈小,相对体重而言的营养素需要量就愈高。同时,由于婴儿体内营养素的储备量相对较小,适应能力也差,一旦不能及时合理地摄入某些营养素或者发生消化功能紊乱,短时间内就可明显影响婴儿的发育进程。

下面介绍婴儿对不同营养的需求。

§ 蛋白质

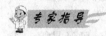

蛋白质的主要功能是维持婴儿的正常新陈代谢,保证身体的生长及各种组织器官的成熟。婴儿身体发育需要大量的蛋白质,而且对蛋白质的质量要求也很高,也就是说,要有足够的优质蛋白质供给。母乳可以为新生儿提供生物价很高的蛋白质,而人工喂养的婴儿由于蛋白质的质量相对低于母乳,所以蛋白质的需要量高于母乳喂养者。母乳喂养时,婴儿蛋白质的需要量为每日每千克体重1~3克;牛乳喂养时为35克;主要以大豆及谷类蛋白质供给时则为4克。另外,婴幼儿必需氨基酸的需要量远高于成人。必需氨基酸是人类生长发育所必不可少的氨基酸,而且在人体内不能通过其他物质来合成,只能从食物中摄取。

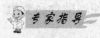

一般动物性蛋白质中，必需氨基酸的质和量都高于植物性蛋白质，所以，喂养婴儿最好还是用动物性蛋白质，如母乳或牛乳。母乳中的蛋白质含有婴儿所必需的各种氨基酸，也包括半胱氨酸和酪氨酸在内。但摄入过量的蛋白质对婴儿而言，会加重婴儿未成熟的肾脏的负担，甚至会发生腹泻、脱水、酸中毒等。

## § 脂肪

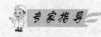

脂肪是膳食的必需组成部分，是热量的主要来源，也是必需脂肪酸的来源和脂溶性维生素（维生素 A、维生素 D、维生素 E、维生素 K）的载体。婴儿需要各种脂肪酸和脂类，初生时脂肪占总热量的45%～50%，随月龄的增加，逐渐减少到占总热量的30%～40%。同必需氨基酸一样，必需脂肪酸也是只能从食物中摄取的一类脂肪酸。

## § 糖类

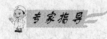

与成年人一样，婴儿也需要糖类，糖类也是最丰富、最经济的能量来源。婴儿期糖类以占总热量的50%～55%为宜。婴儿糖类的摄入量在前8个月内增加迅速，第8个月时糖类的膳食摄入量基本达到110克，已经是第一个月的2倍左右。随后的月份，糖类膳食摄入逐步增加。

## § 矿物质

专家指导

● 钙、磷

钙和磷大部分存在于骨骼和牙齿中，软组织中的钙在维持神经、肌肉功能和细胞膜完整性方面起着重要作用。软组织中的磷也有多种功能,例如,它是 RNA(核糖核酸)、DNA 和磷脂的构成成分,磷的化合物是能量代谢的重要组成部分。体液中的磷又是肌体酸碱平衡缓冲系统所必需的。

婴儿时期生长发育旺盛,对钙需求量较多,如果长期钙摄入量不足,并常常伴随蛋白质和维生素 D 缺乏,可引起生长发育迟缓、新骨结构异常、骨钙化不良及骨骼变形,发生佝偻病。

• 铁

体内的铁可以简单地分为两部分:一部分称为必需铁,它存在于血红蛋白、肌红蛋白和某些酶中;另一部分构成可动员的贮备铁。必需铁参与血红细胞形成及氧、电子的传递。缺铁影响血红蛋白和血红细胞的合成以及氧的代谢,可造成缺铁性贫血。

铁的吸收和许多膳食因素有关系。婴儿出生时体内的铁储存量大致与出生时体重成比例。足月儿平均身体的铁储存可满足 4~6 个月的需要。铁缺乏是婴儿最常见的营养缺乏症。尽管母乳的含铁量低于大多数配方食品,但是,母乳喂养的婴儿铁缺乏却较少见。为了预防铁缺乏,用配方食品喂养的婴儿应常规补充铁剂。4~5 个月以后的婴儿即开始需要从膳食中补充铁。

• 锌

锌是体内很多酶的重要组成成分之一,它参与核酸和蛋白质的代谢,尤其是对细胞复制等基本生命过程产生影响。锌是味觉素(影响味觉和食欲)的结构成分。锌还与生育、机体的免疫活性有关。

• 碘

碘是人体必需元素之一。甲状腺利用碘和酪氨酸合成甲状腺激素,故碘的生理作用是通过甲状腺激素来完成的。甲状腺激素能促进物质分解代谢,维持基本生命活动,促进婴儿身高、体重、骨骼、肌肉的增长和发育。

特别是在脑发育的临界期内(从妊娠开始到出生后 2 岁),神经系统的发育依赖于甲状腺激素的存在。碘的缺乏会导致不同程度的脑发育落后,而且这种脑发育障碍在临界期以后再补充碘或者甲状腺激素也是不可逆转的。

§ 维生素

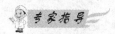
专家指导

• 维生素 A

维生素 A(视黄醇)是上皮组织完整和上皮细胞正常生长所必需的,也是骨骼生长、夜视和神经系统发挥正常功能所必需的。

● 维生素 D

维生素 D 与钙、磷代谢有关,而钙、磷又是形成骨骼所不可缺少的物质,对牙齿、骨骼的形成极为重要。维生素 D 的摄入量随日照的多少而有所不同。夏天婴儿的户外活动较多,日照也比较充裕,可以少补充或不补充。冬天婴儿接受的日照少,可以适当补充。

● 维生素 $B_1$

维生素 $B_1$,又称硫胺素,是脱羧反应的一种必需辅酶,因此在最终的能量代谢过程中非常重要。硫胺素缺乏最主要的结果就是糖类代谢受损害并发生脚气病。维生素 $B_1$ 是水溶性的,可以从尿中排泄。它在体内贮存量不多,因而建议每日膳食补充。

● 维生素 $B_2$

维生素 $B_2$(核黄素)参与体内生物氧化与能量生成,还参与维生素 $B_6$ 和烟酸的代谢,而最近的研究表明核黄素与体内的抗氧化防御体系也有密切关系。我国居民膳食以植物性食物为主,核黄素摄入不足是存在的重要的营养问题。

● 维生素 C

维生素 C 的功能是多方面的,它参与苯丙氨酸和酪氨酸的代谢,参与胶原和纤维组织细胞内物质的生成,参与牙齿和骨骼的生长。作为一种还原剂,维生素 C 能促进铁的吸收,还可增强伤口愈合和抗感染的能力。维生素 C 缺乏可导致坏血病,其特征是牙龈肿胀和出血、伤口愈合不好、瘀点、生长迟缓和骨异性。

## § 水

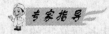

正常婴儿对水的每日绝对需要量大约为每千克体重 75～100 毫升。可是,由于婴儿从肾、肺和皮肤丢失水较多,以及代谢率较高,与较大的儿童和成人相比,婴儿易发生脱水,失水的后果也比成人更严重。

## ✿ 1～3 岁幼儿的营养需求

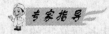

这一阶段是人体一生中生长发育最快的时期,无论在体重、身长、头围、

牙齿以及小儿体格、智力等方面都飞速发展,蛋白质、脂肪、糖类以及各种维生素、微量元素、矿物质等营养物质均应均衡摄取。

**安全喂养TIPS**

● 热量

热量摄入应充分,除了满足基础代谢、各种活动需要及食物特殊动力作用外,还要保证生长发育的需要。如果食物中热量供给不足,就会影响幼儿的生长发育;如果热量供给过多,又会导致小儿肥胖症。在满足幼儿的热能需要时,要考虑年龄、性别、体重、气候条件和幼儿的活动量等因素。

● 蛋白质

1~3岁是幼儿智力发育的关键时期。特别是2岁以内的婴幼儿,脑细胞仍在增殖和生长,需要充足的优质蛋白质促进大脑的发育。新生儿的脑重约为成人的1/3,2岁时已经增重到成人的2/3。蛋白质的摄入量大约为每日35~45克。

● 脂肪

大脑和神经系统的发育除需要蛋白质外,不饱和脂肪酸和磷脂也是大脑及神经系统发育必需的营养。因此,幼儿应摄入适量的脂肪以满足不饱和脂肪酸和磷脂的需要。脂肪的摄入量应占总热能的25%~30%。

● 糖类

糖类主要提供幼儿每天活动及生长发育所需的热能,其供给量应占总热量的55%~60%。幼儿体内储存的糖类有限,因此,必须每日足量供给。2岁以上幼儿每日每千克体重需要糖类约10克。

● 矿物质

幼儿的身体发育很快,对钙的需求量较高,应保证膳食中有充足的钙。为促进幼儿身体发育,考虑到谷类食物中会增加磷的比例,不利于钙的吸收,每天可以给孩子补充100~200毫克的钙。多摄入富含铁、锌的食物,防止发生缺铁性贫血和锌缺乏症。

● 维生素

维生素是幼儿生长发育及人体正常生理功能必不可少的一类有机化合物,长期缺乏或不足将导致相应的缺乏症。1~3岁的幼儿每天还需适量补充维生素D,夏季户外活动多时,可不用补充。

● 水

1岁以上的幼儿,活动量大,水的需要量增加,以少量多次饮用至无口渴感为宜。如在发烧、腹泻、剧烈活动或天气热等情况下,还需按身体情况增加水分。

## ❀ 4~6岁幼儿的营养需求

**专家指导**

此阶段的幼儿生长发育渐趋平稳,每年体重增加约2千克,身高增长5~7厘米,头围增长缓慢,每年增加不到1厘米,四肢迅速加长,且活动能力加强。同时,幼儿的语言、社交能力逐渐增强,智力发育迅速,因此这一阶段仍需保证供应充足的营养素。

**安全喂养TIPS**

● **热量**

4~6岁幼儿的活动范围开始增大,每天的能量需要为5 852~7 004千焦,约合每天每千克体重376.2千焦。

● **蛋白质**

蛋白质是人体组织形成的重要物质基础。此时幼儿对蛋白质的需要量较婴儿期低,每日每千克体重需2.5~3克,并且要食用优质的蛋白质食物。但高质量的蛋白质不易消化,要注意适量。适宜的食物有牛奶、鸡蛋、鱼、肉、豆类等。

● **脂肪**

这一时期的幼儿仍处于大脑发育较为迅速的时期。神经系统的发育不仅需要蛋白质,还需要脂肪。脂肪的摄入必须适量,每日每千克体重约3克。如果脂肪吃得太多,会导致肥胖症等疾病;吃得太少,导致热能不足,就只能依靠糖类来补充,这样,则会因吃甜食过多而引起偏食、龋齿等不良后果。幼儿不仅要吃动物油,还要多吃植物油,以保证身体生长发育的需要。

● **糖类**

糖类是人体主要的能量来源。这一时期的幼儿因正处在生长发育期,糖类的需要量为每日每千克体重15克以上。粮食的摄入量应渐渐增多,成为提供能量的主要来源。

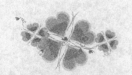

# 婴幼儿安全饮食存在的误区

## ❋ 不利于婴幼儿成长的饮食误区

如果在婴幼儿喂养过程中陷入饮食误区,会对婴幼儿的生长发育造成很大的影响。那么,在喂养中,家长会陷入哪些饮食误区呢?

### § 误区一:精米、精面利于宝宝生长健康

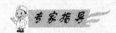 专家指导

很多妈妈经常给婴幼儿吃精米、精面。近年来,营养学专家的研究表明,长期吃过于精细的食物,不仅会减少 B 族维生素的摄入,影响婴幼儿神经系统的发育,而且还会损失过多的铬元素,同时影响视力发育,是形成近视眼的重要原因。铬是人体内一种重要的荷尔蒙,如果在体内不足,就会使胰岛素的活性减退,调节血糖的能力下降,致使食物中的糖分不能正常代谢,滞留于血液之中,最终导致眼睛的屈光度改变,形成近视眼。

安全喂养TIPS

人体每天须从食物中摄取到 50～200 微克铬元素。然而,加工过的精米、精面却丢失了 80% 的铬。因此,妈妈在饮食安排上,一定要注意给婴幼儿适当进食一些粗粮或糙米,以保证铬元素的摄取。

### § 误区二:让宝宝总吃酸性食物

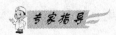 专家指导

酸性食物并不是指食物有酸性味道,而是指各种肉、蛋类食物及糖类而

言。这些食物,被很多妈妈认为是高营养食物,殊不知它们在人体内最终代谢产物为酸性成分。近年来,营养学专家的研究表明,过多食入酸性食品,可使血液呈现出酸性,导致婴幼儿形成酸性体质。这样的婴幼儿抵抗力下降,易患感冒,容易发生皮肤感染,脑和神经功能也受到影响。表现为爱哭闹,易烦躁,睡眠和食欲不佳,记忆力和思维能力较差,严重时导致精神孤僻症等。

**安全喂养TIPS**

注意调整婴幼儿的三餐营养结构,碱性食品中的钙、钾、钠、镁等,既可增加体力,又可促进大脑活动。因此,妈妈在给婴幼儿安排食谱时,一定要将酸性和碱性食品进行科学合理的安排与搭配。当饮食中酸性食物的比重太大时,应降低高蛋白、高脂肪、高糖类食物的比例,增加蔬菜、水果等富含碱性成分的食物,使血液酸碱度恢复平衡,促进婴幼儿正常生长发育。

## § 误区三:总吃洋快餐

**专家指导**

一般来讲,洋快餐的就餐环境比较好,加之诱人的口味,因此备受宝宝们的喜爱。很多妈妈看到宝宝在这里吃得高兴,就经常带他们去这里"大饱口福"。殊不知,这样会使很多婴幼儿"吃"成小胖墩,还使他们与高血压、糖尿病、脂肪肝、肥胖病等多种"文明病"结了缘。近年来,营养学专家的研究表明,洋快餐具有高脂肪、高热量,而维生素含量却很低的特点。加之烹调方式主要是油炸、煎、烤等,致使各种营养素比例严重失衡。比如,一份麦当劳快餐,提供的热量可达4 184焦以上,占3岁儿童每日供给量标准的88%～113%,其中,脂肪提供的热量又占总热量的40%～59%;一份肯德基快餐,脂肪提供的热量也占到总热量的50%以上。如此多的热量进入婴幼儿体内,必然超过正常代谢所需。多余的热量转化为脂肪,堆积于体内,使婴幼儿很快胖起来。

**安全喂养TIPS**

尽量控制婴幼儿吃快餐的次数,最好不作为晚餐。平时,也不宜让婴幼儿多吃薯条、香肠、苹果派等高热量食物,应多选择有蔬菜的食物。

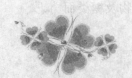

## § 误区四:让宝宝吃方便面

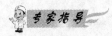 **专家指导**

　　方便面,是近些年非常流行的便捷食品之一。它是在油炸面条里加上食盐、味精等制作而成的,煮出来婴幼儿非常喜欢吃。因此,有些妈妈索性让它成为婴幼儿的主食。殊不知,长久这样,会导致婴幼儿缺乏某些必需的营养素。近年来,营养学专家的研究表明,方便面中缺乏蛋白质、脂肪、维生素以及微量元素,而这些恰恰是处于快速生长发育中的婴幼儿建造器官和组织必不可少的营养素。

**安全喂养TIPS**

　　尽管方便面风味很特殊,但它不能成为婴幼儿饮食中的主食。不然,容易诱发营养不良缺乏症,影响婴幼儿的生长发育。

## § 误区五:多食鱼片

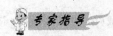 **专家指导**

　　鱼片是由海鱼加工制成的一种小零食。它不仅含有丰富的蛋白质、钙、磷等营养素,味道也很鲜美。因此,婴幼儿非常喜欢吃这种小零食。然而,营养学专家最近的研究表明,鱼片中氟含量较多。据测定,鱼片中的氟是牛、羊、猪肉等肉食的 2 400 多倍,是水果、蔬菜的 4 800 多倍。而人体每天对氟元素的生理需要量仅为 11.5 毫克。如果每天从食物中摄入氟超过 4～6 毫克,就会在体内积蓄起来。久而久之,引起人体慢性氟中毒。慢性氟中毒会严重地影响婴幼儿的牙齿发育,从而使牙齿变得粗糙无光,牙面出现斑点、条纹,并呈现出黄色。最终,导致氟斑牙形成,而一旦形成氟斑牙,将再也无法恢复。

**安全喂养TIPS**

　　鱼片最好是在两餐之间偶尔作为零食给婴幼儿吃上一点,不可让婴幼儿经常大量地摄入。

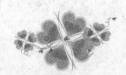

## § 误区六:宝宝一定要大量补锌

**专家指导**

锌是人体必不可少的微量元素。妈妈们越来越关注锌元素在宝宝生长发育过程中的重要性,但补充过多,对人体是不利的。

健康的人体对锌的需求量很低。一般生理需要量:1 岁以下宝宝 3 ~ 5 毫克/天,1 岁以上宝宝仅需 6 ~ 8 毫克/天。如果长期补锌过多,容易引起或加重缺铁性贫血。如果缺钙的宝宝补锌太多,还可能降低机体抵抗力而感染其他疾病。补锌太多,成年后还易发展成冠心病、动脉硬化症等。另外,锌摄入量过多,会在体内蓄积引起中毒,出现恶心、吐泻、发热等症状,严重的甚至突然死亡。所以,宝宝补锌一定要在医生指导下进行。

## § 误区七:多喝果汁

**专家指导**

提到果汁,家长会认为这是健康食品,孩子喝得越多越好。但科学研究表明,儿童过量饮用,会造成营养不良。因为果汁喝多了,母乳或配方奶的摄入量也就自然减少了。而且果汁含有大量糖类(糖),可导致儿童腹泻、腹痛、腹胀及胃胀气。建议不要给 6 个月以下的婴儿饮用果汁;睡觉前不宜喝果汁;1 ~ 6 岁的儿童,每天摄入果汁的量不得超过 113 ~ 170 克。摄入水果营养成分,直接吃水果要比喝果汁好,宝宝若有足够的咀嚼能力,就让宝宝多吃水果吧。

## § 误区八:母乳多吃一天是一天

**专家指导**

现在提倡母乳喂养,认为母乳是婴幼儿最好的营养品,能多吃一天就多吃一天。但宝宝过了 10 个月,母乳就不能满足其所需营养了,而且断奶太晚,容易使宝宝除了母乳以外,什么东西也不爱吃,长期下去,宝宝的食欲减退,体重减轻,体质下降,还易发生其他疾病。

8 ~ 12 个月是最适宜的断奶时期,如果在增加辅食的条件下仍保留 1 ~ 2

次母乳直到 1 岁半也是可以的。值得注意的是宝宝生病期间,不要强行断奶。

### §误区九:宝宝多吃鸡蛋没坏处

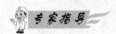
专家指导

鸡蛋营养丰富,富含蛋白质、矿物质及多种维生素,对宝宝的生长发育大有益处。不过,妈妈们把鸡蛋给孩子作为主食,认为吃得越多越好,这是非常不科学的。婴幼儿消化系统发育不完善,各种消化酶分泌较少,过多地吃鸡蛋会增加宝宝胃肠负担,引起消化不良而出现呕吐、腹泻等。另外,过多的蛋白质可使体内氮增多,加重肾脏负担。因此,一些营养专家建议:1 岁以内的婴儿最好只吃蛋黄,而且每天不超过 1 个。年龄稍大些的宝宝才可以食全蛋,但也不能吃得太多,每天吃 1 个即可。如果发现小儿粪便中有蛋白状物,则说明宝宝胃肠吸收不好,要通过药物或食物给予适当调治。尽量不要给宝宝吃煎蛋或生鸡蛋。

安全喂养TIPS

婴幼儿营养膳食安排要根据婴幼儿营养的需要和季节性蔬菜供应情况,适当地搭配各种新鲜的绿色食品,尽量做到每天不同样。烹饪时,做好色、香、味的调配,让宝宝爱吃,而且也吃得健康、聪明。

### ❀ 让宝宝远离不健康食品

下面这几种食品对婴幼儿来说是极其危险的,应该远离。

专家指导

● 高热量食品

代表食品:各种油炸、高糖食物和西式快餐类食物。

远离原因:这类食物是引起儿童肥胖的主要因素。而儿童时期的肥胖很容易导致成人期的肥胖,给孩子一生的生理和心理健康都带来阴影。

● 甜食

代表食品:奶糖,水果糖等。

远离原因:糖分在牙齿表面滞留的时间过长,易得龋齿。甜食过多,也易致肥胖。

●色彩鲜艳的食品

代表食品:包括各种色彩鲜艳或包装花哨的食品。

远离原因:彩色食品常使用过量的人工合成色素,干扰儿童机体的正常代谢,干扰多种活性酶的正常功能,使糖、脂肪、蛋白质、维生素和激素等代谢过程受到影响,从而导致腹泻、腹胀、腹痛、营养不良和多种过敏症,如皮疹、荨麻疹、鼻炎等疾病,还会引起儿童好动、情绪不稳定、注意力不集中、自制力差、行为怪癖、食欲减退等症状。

●膨化食品

代表食品:油炸薯条、鸡片、虾片等。

远离原因:这一类食品富含糖、盐、味精及香味素,而蛋白质、维生素、矿物质含量却极低。孩子吃了既无营养,经常食用还可能引起肥胖和高血压,因此少吃为宜。

●腌制食品

代表食品:咸鱼、咸肉、咸菜等。

远离原因:高盐饮食易诱发高血压病。另外,腌制品中含有的大量亚硝酸盐是一种公认的致癌物质。

●保健食品

代表食品:各种健脑类食品等。

远离原因:盲目地给孩子吃"补品"或"保健食品"非但没有任何效果,还可能使孩子体内营养素的比例失调,导致某些营养素过剩或缺乏,从而带来负面的结果,如性早熟等。

**安全喂养TIPS**

果冻、罐头、方便面、烤羊肉串、巧克力等食物孩子也不宜多吃。

## ❀ 婴幼儿五星级危险食品排行榜

由于婴幼儿器官、组织功能发育不完全,抵抗力比较弱,其饮食结构显然应该与成人的不同。有时婴幼儿摄入某些食物还有可能会导致过敏或其他不良后果。某些食物摄入后虽然不会引起急性中毒或不良反应,但可能会引起慢性不良反应或影响宝宝生长发育等,也需要父母注意。

**专家指导**

下面列举部分宝宝不能吃、不宜吃和不宜多吃的食品以做参考。家长还应结合自己孩子的具体情况,注意观察容易引起过敏和不良反应的食品,并及时向医生咨询。

● 蜂蜜

据英国相关报道,在过去的 25 年中,约出现 40 件婴儿感染肉毒杆菌死亡案例,都与食用蜂蜜有关。这些案例中,病况较严重的婴儿,多半小于 6 个月。不要在 1 岁以内婴儿的奶粉或食品中添加蜂蜜,以免遭到致命细菌的感染。

● 腌制食品

腌制品(咸鱼、咸肉、咸菜等)含盐量太高,高盐饮食易诱发高血压病。腌制品中还含有大量的亚硝酸盐,它和黄曲霉素、苯丙芘是世界上公认的三大致癌物质。

注意:有研究资料表明,幼儿期间开始吃腌制品的孩子,成年后患癌症的可能性比一般人高出许多。

● 汤圆

由于糯米比较黏,所以很可能会粘在小孩的食管而阻塞呼吸道。1～2 岁的孩子不容易嚼碎汤圆馅中的花生,小儿消化功能较弱,吞咽反射尚未发育完善,影响营养物质的吸收。所以,3 岁以内的婴幼儿是不适合吃汤圆的。患有呼吸道疾病的孩子更应少吃汤圆,以防病情加重。

● 茶

茶叶中含有大量的鞣酸,会干扰人体对食物中蛋白质、矿物质的吸收,导致婴幼儿缺乏蛋白质和矿物质而影响其正常生长发育。另外,茶叶中的咖啡因是一种很强的兴奋剂,可能诱发出现小儿多动症。所以,3 岁以内的宝宝不宜饮茶。

● 大豆

大豆本身含有一种植物雌激素,如果摄入量较大,会出现类似于人类雌激素摄入过多而产生的不良反应。另外,过早摄入豆类食物,可能会引起婴儿过敏,导致婴儿发生腹泻和皮炎等过敏症状。所以,1～2 岁以内婴幼儿应尽量避免食用大豆食品。

● 鲜牛奶

鲜牛奶的蛋白质构成主要是球蛋白,乳清蛋白只有 20%;而母乳中的蛋白质主要是乳清蛋白,其比例高达 60%。而且牛奶中的其他成分及含量也与母乳不同,如牛奶中矿物质含量偏高,会加重婴儿的肾脏负荷。牛奶也是一种缺铁食物,长期摄入可能会造成婴儿铁缺乏。婴幼儿不宜喂鲜牛奶,如不能喂以母乳,宜选用以母乳为依据、专为婴幼儿设计的配方奶粉。

● 笋

春笋易引发过敏性皮炎、消化道疾病。新鲜竹笋中含有难溶性草酸,很容易和钙结合生成草酸钙,过量食用对小儿的泌尿系统和肾脏不利。特别是处于生长发育期的婴幼儿,骨骼发育尚未成熟,而笋中含有的草酸会影响人体对钙、锌的吸收。婴幼儿如果吃笋过多,可能会使他们缺钙、缺锌,造成生长发育缓慢。所以,婴幼儿不宜多吃新鲜竹笋,每人每餐最好不要超过半根。不要给 4 个月以内的婴儿添加任何含草酸过高的食物,如菠菜、卷心菜等。

● 蛋

鸡蛋、鸭蛋均含有丰富的优质蛋白质,还含有钙、磷、铁等矿物质和多种维生素,对婴幼儿的成长有不少益处。但如果食之过早或过多,宝宝的消化能力还不能完成这么大的"工程",就会带来不良的后果。1 岁前尽量不吃鸡蛋;1～1.5 岁的幼儿,最好只吃蛋黄,而且每天不能超过 1 个;1.5～2岁的幼儿,可隔日吃 1 个蛋(包括蛋黄和蛋白);年龄稍大一些后,才可以每天吃 1 个蛋。如果在宝宝的粪便中,发现有如蛋白状的物质,则说明宝宝的肠胃不大好,不能很好地消化吸收蛋白质。对于这些婴儿,最好把蛋黄煮到其他食物中一起喂食。如果婴幼儿正在出疹,则暂不要吃蛋,以免增加机体负担。

**安全喂养TIPS**

1～2 岁孩子的一般膳食配方原则:选一种谷类做主食;一种蛋白质为辅助食品;一种含矿物质及维生素的辅助食品,如蔬菜、水果;一种供给热量的辅助食物,如脂肪、植物油等。另外,食谱应经常变换,要注意定时定量喂食,每日 3 次正餐,1～2 次点心。不要让孩子养成偏食和吃零食的习惯。

## ❋ 易使宝宝中毒的不安全食物

许多父母都认为凡是大人可以吃的,宝宝也可以吃。然而,事实却并非如此。因为婴幼儿的身体情况、免疫力、抵抗力与成人相差很远,所以有些食物成人吃了没有关系,但是婴幼儿吃了,却极易引起头晕、呕吐等中毒症状。

**专家指导**

极易引起宝宝中毒的食物包括豆类、薯类和部分水果类。

易引起宝宝中毒的豆类食品有四季豆、红腰豆、白腰豆等。这些豆类中包含有一种叫作植物凝血素的毒素,在人身体内会刺激消化道黏膜,并破坏消化道细胞,降低其吸收养分的能力。如果毒素进入血液,还会破坏红细胞,阻碍其凝血作用发挥,导致过敏反应。通常在进食 1～3 小时后,就会发生恶心、呕吐、腹泻等中毒症状,因此最好不要给宝宝吃。

　　宝宝不能吃的薯类是指有发芽或者腐烂状况的马铃薯。因为马铃薯发芽或腐烂时,茄碱含量会大大增加,带苦味,而大部分毒素正存在于青色的部分以及薯皮和薯皮下。茄碱进入体内,会干扰神经细胞之间的传递,并刺激胃肠道黏膜,引发胃肠出血。

　　另外,部分水果也会产生中毒的迹象。一些水果的果肉并没有毒性,但果核或种子却含有一种叫生氰葡萄糖苷的毒素,儿童最易受影响,吞下后可能中毒,并在数分钟内就会出现中毒的症状。因此给他们食用时,最好去籽去核。

**安全喂养TIPS**

　　千万不要随意在孩子的食物中添加调味剂,否则会使孩子习惯口味香浓的食物,并为日后养成偏食、挑食的坏习惯留下隐患。如果让孩子养成嗜盐、糖等习惯,还会增加其日后患心血管疾病的风险。

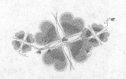

# 怎样留住食物的营养

## 🌸 科学烹制食物留住营养

科学烹调,其实就是对食物进行合理烹调。因为,不论什么食物,其中所含的营养素的量,一般都是指烹调前的含量。然而,把各种食物进行制作、烹调后,就要丢失一部分营养素。至于丢失多少,与所选择的烹调方法密切相关,因为制作方法的不同,会使食物在这个过程中发生不同的变化。有的变化既能增加食物的色、香、味,又能变得好消化吸收;有的变化不仅会使食物的营养素被大量地破坏掉,而且还有可能形成有害成分。因此,妈妈最好要掌握科学烹调的方法。

**专家指导**

● 烹调学问一:尽量减少米中维生素的损失

在做米饭前,要把米进行淘洗。有的妈妈总担心米不干净,或生怕被细菌及细菌毒素所污染。因此,在淘米时一遍又一遍地淘洗。殊不知,这样做可使米中的维生素大量丢失。因为米即使只是经过一般地淘洗,其中的维生素 $B_1$ 也会丢失 1/2 左右,维生素 $B_2$ 和烟酸丢失近 1/4。因此,米淘洗得遍数越多,营养素就会损失得越大。特别是水温较高或在水中浸泡时间过久时,损失尤为严重。

● 烹调学问二:蒸或烙是做面食的最佳方法

面粉常常被妈妈们用蒸、煮、炸、烤等方法来制作成各种面食。然而,不同的制作方法会使营养素损失的程度有所不同。把面粉做成馒头、面包、包子、烙饼等食物时,其中的营养素丢失得最少;做成捞面条时,大量的营养素可能会随面汤的丢弃而损失,其中维生素 $B_1$ 和维生素 $B_2$ 的损失可达到 1/2 左右,烟酸的损失可达 1/4;油炸制成的面食就更惨了,如油条、小油饼等,由于油温过高,维生素几乎被全部破坏掉。

● 烹调学问三:不要把蔬菜切得块太小

在制作时,如果将蔬菜切得块过小或过碎,就会使一部分维生素 C 被空

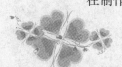

气氧化,并且被破坏掉,因此,丢失掉大量的维生素 C。另外,不要过度地浸泡蔬菜,因为这样做,也会使 C 及 B 族维生素丢失。

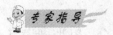 安全喂养TIPS

　　淘洗米时,应该根据米的清洁程度进行恰当清洗。不要用流动的水冲洗,也不要用热水烫洗,更不要用手用力搓洗。通常,米类以蒸或煮的烹调方法为最佳。有些婴幼儿喜欢吃水捞饭,妈妈就常给他们吃,可是捞饭常常把米汤丢弃,使营养素损失很多。而且,经常吃这种水捞饭也会影响婴幼儿的消化功能。一般来讲,水捞饭损失的维生素 $B_1$,几乎可达 2/3,维生素 $B_2$ 及烟酸的损失,也分别达到一半和一半多。因此,应该尽量少给婴幼儿吃水捞饭。

　　制作面食时,最好采用蒸或烙的方法。因为面粉中的维生素本身含量较低,而且又不容易被婴幼儿的肠道吸收。所以,做面条尽量做成汤面,不要用油去炸面食,尤其是玉米粉。否则,就会使营养素含量更少了。可把玉米粉做成玉米粥、小窝窝头,或是用电饼铛做玉米饼,然后在里面再放一些小苏打。这样做出来的食物不仅具有婴幼儿喜爱的颜色和香味,而且吃了也容易消化。

　　鸡蛋的烹调方法很多,如炸、炒、蒸、煮等,但它会由于烹调方式的不同而损失不同的营养。一般来讲,煮或炒时营养素损失得要少一些,炸着吃则使维生素损失得较多。鱼或肉在红烧清炖时,维生素会丢失得最多,然而,这样可使糖类及蛋白质发生水解反应,进而使水溶性维生素和矿物质溶解于汤里。用急火爆炒肉食,其中的营养素丢失得最少;直接用油炸肉食类食物,可严重地破坏其中的维生素。

　　油炸鱼或肉时,如果在它们的表面上挂糊,就可避免食物与温度很高的油直接接触,使食物的营养素得到保护,减少损失。给婴幼儿吃红烧或清炖的肉或鱼时,应该连汤带汁一同吃。如果是肉食,要尽量炒着吃。

　　最好不要把蔬菜先切后洗,也不要切得块过小。煮菜时汤不要太稀薄,尽量浓一些,以便婴幼儿把菜和汤一起吃进去;焯菜时要等到水沸了方可下锅,并尽量使蔬菜保持原有的水分;做汤时要等到水开后再下菜,但不要煮得过久,在开水中稍烫一下就行了,最好不要加佐料。

## ❀ 如何为宝宝留住食物中的营养

🧑 专家指导

　　幼儿胃容量小,进食量少,但所需要的营养素相对比成人要多,因此,讲

究烹调方法,最大限度地保存食物中的营养素,减少不必要的损失是很重要的。家长可从下列几点予以注意:

1.蔬菜要先洗后切,水果要吃时再削皮,以防水溶性维生素溶解在水中,以及维生素在空气中氧化。

2.用容器蒸或焖米饭,和捞米饭相比,前者维生素 $B_1$ 和 $B_2$ 的保存率高。

3.蔬菜最好旺火急炒与慢火煮,这样维生素 C 的损失少。

4.合理使用调料,如醋可起到保护蔬菜中 B 族维生素和维生素 C 的作用。

5.在做鱼和炖排骨时,加入适量醋,可促使骨骼中的钙质在汤中溶解,有利于人体吸收。

6.少吃油炸食物,因为高温对维生素有破坏作用。

7.用白菜做馅蒸包子或饺子时,将白菜中压出来的水,加些白水煮开,放入少许盐及香油喝下,可防止维生素及矿物质白白丢掉。

**安全喂养TIPS**

有些人认为,把食物嚼碎后再喂孩子使食物好消化,有利于孩子健康成长,实际上这是不正确的。因为这样,大人口腔中的一些病菌便会传染给孩子。大人抵抗力强,可以不生病,而婴儿的抵抗力差,病菌到了他身上容易引发疾病。让孩子自己咀嚼不但可以刺激牙齿的成长,同时还可以反射性地引起胃内消化液的分泌,以帮助消化,提高食欲。

## ❀ 食物正确搭配营养加倍

每天我们吃掉的食物多种多样,而这些食物之间是否会发生相互作用呢? 哪些食物搭配可以发挥最大效力呢?

**专家指导**

番茄和西兰花:这两种蔬菜各自的营养都极其丰富,结合起来食用,可谓强强联合,产生更多的营养成分,能更有效地减缓前列腺肿瘤的扩散。

带皮的苹果:研究表明,苹果中的大部分抗癌成分都隐藏在果皮中,而果肉和果皮中的抗癌物质更愿意协同作战,可以达到更好的效果。

橄榄油烹饪带皮的土豆:土豆皮的营养很丰富,它不仅占据了土豆中98%的黄酮醇,还富含两种胡萝卜素。用橄榄油烹饪带皮的土豆,人体能吸收到土豆中更多的营养成分,具有保肝、明目的效果。

十字花科蔬菜:十字花科蔬菜中含有两种重要抗癌成分。因此,推荐将两种或两种以上的十字花科食物一起吃,比如西兰花加菜花。

　　以下是九大最佳协效性食物,它们能够和多种不同食物相互作用促进人体健康:

　　全谷物食品:低脂肪、无胆固醇、高蛋白质、高纤维,可预防心血管疾病和癌症。

　　蔬菜:蔬菜营养丰富,尤其是深绿色蔬菜协效性非常强。

　　坚果:富含不饱和脂肪酸、抗氧化剂和一些微量元素,还有利于降低血液胆固醇,增强免疫力,减少某些癌症风险。

　　茶:含有对人体有益的黄酮类化合物,绿茶和红茶中的抗氧化剂可以抵御癌细胞生成。

　　橄榄油:富含30多种植物化合物,能促进心脏健康,预防癌症发生。

　　鱼类:鱼肉中的omega-3脂肪酸在和钾的共同作用下能促进心脏健康。常吃鱼对于老年人的大脑健康也颇为有益。

　　番茄:其中的4种类胡萝卜素、3种超强抗氧化剂,还有番茄红素都有很强的协效作用。

　　柑橘:富含维生素C和类黄酮化合物,能够与其他食物进行协效作用。

　　低脂奶制品:钙与维生素D结合可以降低结肠癌的发病风险。

　　建议这9种(类)食物,每天最好吃够5种(类)。

**安全喂养TIPS**

　　下面这些食物搭配在一起,会影响婴幼儿的成长发育。牛奶与西兰花同食,影响钙的吸收;胡萝卜与白萝卜同食,影响维生素C的吸收;甲鱼与芹菜同食,可使蛋白质变性影响营养吸收;香菜与黄瓜同食,维生素C遭破坏;醋与南瓜同食,醋酸破坏南瓜中的营养成分;金针菇与驴肉同食,易诱发心绞痛;南瓜与油菜同食,降低营养价值;鲫鱼与冬瓜同食,降低营养价值;番茄与黄瓜同食,维生素C遭破坏;芹菜与鸡肉同食,降低营养价值;竹笋与羊肉同食,易导致腹痛;白菜与兔肉同食,会使优质蛋白遭破坏;鲤鱼与狗肉同食,可产生不利于人体的物质;田螺与猪肉同食,伤害胃肠功能;蜂蜜与蟹肉同食,降低营养价值;土豆与雀肉同食,使面部产生色素沉着。

## ✿ 适合婴幼儿口味的食物

　　目前烹饪过程中,调鲜的主要手段就是添加味精、鸡精等物质。味精虽然是一种无害的调味食品,但是其主要成分却是谷氨酸钠。这种物质虽然不会对宝宝身体产生直接的危害,但是已有专家证实,过量的谷氨酸钠能逐渐把婴幼儿血液中的锌带走,导致机体缺锌。

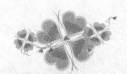

**专家指导**

锌是人体内重要的微量元素，婴幼儿一旦缺锌，便可出现味觉迟钝，甚至厌食，日久造成智力减退、生长迟缓、性晚熟等不良后果。

另外，一味追求宝宝食物鲜美，也会使宝宝患上美味综合征。宝宝的味蕾是很灵敏的，因此，对成人来说很淡的食物，对宝宝已经足够了。如果宝宝不吃饭，父母就喂食其过多的鸡、鸭、鱼肉等美味食品，极易损伤其味蕾。因为鸡、鸭、鱼肉等美味食品中含有较多味精，食入过多会使新陈代谢出现异常，导致疾病的发生。它的表现一般是在进食后半小时发病，出现头昏脑涨、眩晕无力、心慌、气喘等症状。有些宝宝会表现为上肢麻木、下肢颤抖，个别的则表现为恶心及上腹部不适。

因此，对于正在生长发育的宝宝，美味佳肴不可一次吃得过多，要注意荤素搭配。其实宝宝食欲不好通常是有原因的，比如身体不适、心理问题、过多零食的摄入等原因。因此父母要提高孩子的食欲，应从这几方面入手。如果以上原因已经排除，还应经常调换辅食品种，辅食不要天天"老面孔"。

婴幼儿喜欢新奇的东西，因此主食方面也应该经常换花样，食品的烹调技术要注意色、香、味，从视觉、嗅觉、味觉方面来刺激味蕾。

此外，父母也要注意进餐时的环境，父母可以向孩子讲述一下今天的菜如何好吃，营养价值怎么高，吃后对小儿健康、智力有积极作用等，激发孩子主动吃，切忌在吃饭时"教训"孩子。让幼儿自己吃，让他享受自己吃饭的乐趣。对孩子来说，别人喂他吃，他认为是负担，就不愿意吃。另外，独自吃饭也可训练孩子手指的精细动作及眼手协调功能，对孩子的成长有百利而无一害。

**安全喂养TIPS**

有些父母经常会给不爱吃饭的宝宝做一些鲜美的食物，比如在宝宝厌食或胃口不好的时候，在菜肴中多加些味精、鸡精，以使饭菜味道鲜美来增加宝宝的食欲，或者让宝宝一次进食大量美味的鸡、鸭、鱼肉而不加控制。这些做法是不可取的。这不仅会使宝宝对口味形成依赖情绪，不利其日后的心理发展，而且过多地食用味精，对宝宝身体也不利。

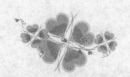

# 婴幼儿大便凸显食物安全

## 学会观察宝宝的大便

　　婴幼儿大便的次数和质地常常反映其消化功能的状况,家长若能重视对婴幼儿大便的质地、色样和次数的观察,正确地识别正常和异常的大便,有助于早期发现宝宝消化道的异常,为诊断疾病提供有价值的线索。

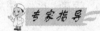 专家指导

　　**正常大便的观察要点:**

　　胎便:胎便的主要成分是水,大约占了72%,由胎儿肠道脱落的上皮细胞、胆汁、浓缩的消化液及吞入的羊水组成,出生后几小时内(一般10小时内)首次排出胎粪,呈墨绿色,有点发亮,很像夏天路面上被烈日晒熔了的柏油,无臭味,进食后2~3日内逐渐过渡为婴儿正常粪便。

　　母乳喂养儿的粪便:粪便呈金黄色,多为均匀糊状,偶有细小乳凝块,有酸味,每日2~3次。即使每天大便达到3~5次,但大便不含太多的水分,呈糊状,也可视为正常。

　　人工喂养儿的粪便:以牛奶(包括奶粉)、羊奶喂养的婴儿,粪便呈淡黄色,大多成形,含乳凝块较多,为碱性或中性,量多、较臭,每日1~2次。

　　混合喂养儿的粪便:母乳加牛乳喂养者粪便与喂牛乳者相似,但较黄、软。添加谷物、蛋、肉、蔬菜等辅食后,粪便性状接近成人,每日1次。

　　在没有改变食物量及种类的情况下,宝宝的大便次数突然增加、变稀应视为异常。

　　**异常大便的观察要点:**

　　泡沫样大便:偏食淀粉或糖类食物过多时,可使肠腔中食物增加发酵,产生的大便呈深棕色的水样便,并带有泡沫。

　　奇臭难闻大便:偏食含蛋白质的食物过多时,这些蛋白质可中和胃里的胃酸,这样就降低了胃液的酸度,使蛋白质不能充分地消化吸收,再加上肠腔内细菌的分解代谢,这些宝宝的大便往往是奇臭难闻。

发亮大便:进食脂肪过多时,在肠腔内会产生过多的脂肪酸刺激肠黏膜,使肠的蠕动增加,结果产生淡黄色液状和量较多的大便。有时大便发亮,甚至可以在便盆内滑动。

绿色大便:若大便呈绿色,粪便量少,黏液多,属饥饿性腹泻。此外,有些吃配方奶粉的孩子,排出的粪便呈暗绿色,其原因是一般配方奶粉中都加入了一定量的铁质,这些铁质经过消化道,并与空气接触之后,就呈现为暗绿色。

蛋花汤样大便:病毒性肠炎和致病性大肠杆菌性肠炎的小病人常常出现蛋花汤样大便。

豆腐渣样大便:常常见于霉菌引起的肠炎。

水样大便:多见于食物中毒和急性肠炎。

灰白色大便:各种原因所致的胆道阻塞,病人会排出灰白色的大便,医学上称陶土色大便。此外,进食牛奶过多或糖过少,产生的脂肪酸与食物中的矿物质钙和镁相结合,形成脂肪皂,粪便也可呈现灰白色,质硬,并伴有臭味。

柏油样大便:由于上消化道或小肠出血并在肠内停留时间较长,因红细胞破坏后,血红蛋白在肠道内与硫化物结合形成硫化亚铁,故粪便呈黑色;又由于硫化亚铁刺激肠黏膜分泌较多的黏液,而使粪便黑而发亮,故称为柏油样大便。多见于胃及十二指肠溃疡、慢性胃炎所致的出血。

鲜红色血大便:血色鲜红不与粪便混合,仅黏附于粪便表面或于排便后有鲜血滴出或喷射出,提示为肛门或肛管疾病,如痔疮、肛裂、肠息肉和直肠肿瘤等引起的出血。

果酱样大便:暗红色果酱样大便见于肠套叠;暗红色果酱样脓血便则见于阿米巴痢疾。

黏液脓性鲜血便:常见于细菌性痢疾、空肠弯曲菌肠炎。

洗肉水样血便:有特殊的腥臭味,见于急性出血性坏死性肠炎。

### 安全喂养TIPS

正常人进食动物血、肝等含铁多的食物也可使粪便呈黑色,而服用铋剂、炭粉以及某些中药等药物也会使粪便变黑,但一般为灰黑色无光泽,做验血试验阴性可帮助鉴别。

### ❋ 宝宝经常便秘怎么办

便秘是宝宝常见的一种症状,由于便秘会引起腹胀、食欲缺乏和睡眠不安,影响身心健康,因此要采取措施,保持大便通畅,促进宝宝身心健康。

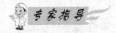

专家指导

怎样改善宝宝便秘的情况呢?

● 策略一:调整饮食

因母乳或牛奶量不足,应适当增加奶量。不满 3～4 个月的婴儿,可在牛奶中加些奶糕,有助于通便。5～6 个月以上的婴儿可添加粥、面条、肉糜、鱼泥、碎菜和水果等辅食,这些食物含纤维素较多,有利于大便成形,刺激肠蠕动,从而达到通便的目的。

● 策略二:训练定时排便

对 3 个月以上的婴儿,可以训练其定时排便的习惯。幼儿可以在清晨或进食后定时坐盆,建立良好的排便条件反射。最好能做到每天定时排便 1 次,逐步养成每日定时排便的良好习惯。

● 策略三:增加有助通便的食品

经常便秘的宝宝,可让其每天清晨饮用蜂蜜水。蜂蜜具有润肺补中、润燥滑肠、清热解毒等功效,因此有良好的通便作用。饮用蜂蜜水每次不得少于 60 毫升,太少无效,若用温开水冲服效果更好。但 1 岁以内宝宝不宜食用蜂蜜。

安全喂养TIPS

香蕉是治疗小儿便秘的良好食物。一般吃上一两根香蕉,短期内即能达到润肠通便的作用。如以上方法均告无效,可将肥皂削成条状,塞入肛门,刺激直肠,或用涂油的肛温表插入肛门,轻轻转动几下,刺激直肠壁均会引起便意,以达到通便的目的。

## ❀ 评价婴幼儿营养状态的方法

评价婴幼儿营养状况,指衡量婴幼儿从食物中获得的营养素和热能能否满足其生理需要。通常需根据临床表现、体格测量和实验室检查的结果进行综合评价。

专家指导

● 体格发育测量

婴幼儿的出生体重应在正常范围内,生长过程中体格发育,如身长、体重、头围及胸围等的发育,都在相应年龄标准范围内,其中以身长和体重两项指标最为重要。体重反映近期的营养状况,而身长则反映长期的营养状况。

其他的临床体检包括头发的光泽、柔软程度，皮肤的弹性及颜色，肌肉的紧张度，牙齿是否整齐、有无龋齿，两腿是否变形，食欲好坏以及对外界的反应等。发育良好的婴幼儿头发乌黑、有光泽、柔软；头皮清洁、无结节、不粗糙、有弹性；嘴唇红润、舌鲜红而无舌苔；味觉反应灵敏；牙齿整齐无龋齿；肌肉发育坚实而有紧张力，两腿直、姿态良好；食欲好，吸吮能力强，消化好，大小便正常；对外界反应灵敏；白天活泼敏捷，动作稳健，不易累，晚上睡眠好。

发育不正常的婴幼儿头发干枯、无光泽、秃发；皮肤干燥苍白、脱屑、粗糙、无弹性，多汗；眼、嘴等黏膜缺少血色，有舌苔，出牙晚，牙齿不整齐，易患龋齿，牙龈红肿；肌肉松弛，无紧张力；胸部平窄，腹部突出；皮下脂肪大量消失，失去弹性并有皱褶；骨骼畸形，胸骨凸出，两腿弯曲，膝外翻或内翻，手足冰冷，头部前囟门封闭迟至2~3岁；食欲差或消失，常便秘或腹泻，对食物的耐受性较差；烦躁不安，好哭且哭声无力，精神不振，睡眠不安，容易生病；生病时往往病情严重且病程较长，容易发生并发症。如果小儿出现这些现象时，就应考虑是否有营养不良或其他原因。

● 通过实验室检查

通过实验室检查分析小儿的体液、排泄物或组织中的各种营养素或营养代谢产物及其他有关成分，可以了解膳食中的营养素被吸收和利用的情况。例如，测定血清中总蛋白、白蛋白的含量低于正常则表示长期蛋白质摄入不足或大量丢失；血清中维生素A、B族维生素，维生素C，维生素D和微量元素铁、锌等含量的测定，可以反映体内微量营养素的营养状况；测定血红蛋白、血清铁或血清铁蛋白和红细胞游离原卟啉的含量，可以反映体内铁的营养状态。一次给予大剂量维生素$B_1$、维生素$B_2$、维生素C，然后收集4小时尿，测定尿中这些维生素的排出量，如排出量降低，表明体内缺乏该种维生素。

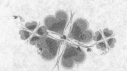 安全喂养TIPS

通过膳食调查，也可了解小儿每日营养素和热能的摄入量。对照中国营养学会推荐的膳食营养素参考摄入量，结合体格发育状况评价和临床以及实验室检查结果，可较全面地对婴儿的营养状况作出评价。膳食调查的方法有称重法、记账法(也称查账法)、回顾询问法以及化学测定法等。因此家长在喂养宝宝时，一定要采用科学的方法，并做好记录。

# 二、聚焦婴幼儿安全食物

"老酸奶中的工业明胶"事件将父母们的视线聚焦到了食品安全上来，"我的宝宝吃什么才安全"成了许多父母关注的焦点。当食品安全问题堪忧时，我们应该用什么来满足婴幼儿成长所需要的营养呢？本章就为各位父母解惑。

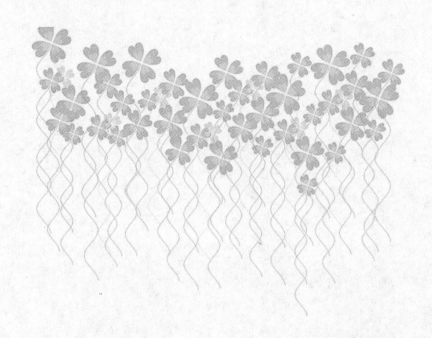

# 婴幼儿的最佳健康食物——母乳

## ❋ 妈妈的乳汁——最营养的食物

育儿专家指出最好母乳喂养婴儿,母乳是婴幼儿最好的食物。

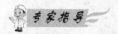 专家指导

母乳好,初乳更好。所谓初乳是产妇分娩后一周内分泌的乳汁,呈淡黄色、黏稠,含有丰富的蛋白质。许多新妈妈认为初乳颜色不好且量少,于是不给婴儿吃,殊不知,与成熟乳相比,初乳含脂肪和乳糖较少,但富含蛋白质和锌。初乳中的蛋白质主要是免疫球蛋白,分泌型 IgA 尤为丰富,因此初乳可以提高新生儿的抵抗力,尤其是抵抗肠道传染病;锌是婴儿生长发育必不可少的微量元素。初乳还有轻泻作用,可帮助胎粪较快地排出,从而减轻新生儿黄疸。因此,妈妈尽早哺乳可使新生儿充分利用初乳中的丰富营养。

## ❋ 怎样判断母乳够不够吃

妈妈用母乳喂养宝宝,常常关心一个问题,即自己的乳汁够不够宝宝吃,宝宝能吃饱吗?

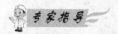 专家指导

如果哺乳时,妈妈和宝宝有下面这几方面的表现,就说明妈妈的母乳不够:

1. 喂奶时听到婴儿的吞咽声,吃奶时间长,并且不好好吮乳头,常常会突然放开乳头大哭不止。
2. 妈妈经常感觉不到乳房胀满,也很少见乳汁如水般往外喷。
3. 哺乳后,婴儿常哭不止,入睡不踏实,不一会儿又出现觅食反射。
4. 婴儿大小便次数减少,量少,每日正常应在 6 次以上。
5. 婴儿体重增长缓慢或停滞。

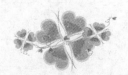

**安全喂养TIPS**

母乳不够吃可能是多方面原因造成的,不能单纯地看作母乳分泌不足,应积极找出原因。分析是妈妈饮食不当、心情不好、精神疲劳,还是哺乳的方法不对,以便有针对性地解决问题,而不要轻易气馁,放弃母乳喂养。

## ❀ 不宜母乳喂养的 10 种情况

母乳是婴儿最佳的天然食品,母乳中的营养最适合婴儿的需要,然而并不是所有宝宝都能接受母乳喂养,有时妈妈也会因自身的一些原因而不利哺乳。

**专家指导**

如果有下面这 10 种情况,不宜进行母乳喂养:

• 宝宝患有半乳糖血症

有先天性半乳糖血症缺陷的婴儿在进食含有乳糖的母乳、牛乳后,可引起半乳糖代谢异常,造成婴儿神经系统疾病和智力低下,并伴有白内障,肝、肾功能损害等。因此,在新生儿期,凡是喂奶后出现严重呕吐,腹泻,黄疸,精神萎靡,肝、脾增大等,应想到是不是患有半乳糖血症。经检查后明确诊断的宝宝,应立即停止母乳及奶制品喂养,应给予特殊不含乳糖的代乳品喂养。

• 宝宝患有糖尿病

这是由于婴儿先天性缺乏分支酮酸脱羧酶,引起的氨基酸代谢异常,临床表现特点是喂养困难、呕吐及神经系统症状。多数患儿伴有惊厥、低血糖,血和尿中分支氨基酸及相应酮酸增加,有特殊的尿味及汗味。患有本症的宝宝应给予低分支氨基酸膳食,国外已有此种奶粉,可避免这种损害。另外要注意,喂食母乳要少量。

• 妈妈患慢性病需长期用药

如癫痫需用药物控制的妈妈,甲状腺功能亢进尚在用药物治疗的妈妈,患肿瘤正在抗癌治疗期间的妈妈,这些药物均可进入乳汁中,对婴儿不利。

• 妈妈正处于细菌或病毒急性感染期

此期间妈妈乳汁内含致病的细菌或病毒,可通过乳汁传给婴儿。而感染期母亲常需应用药物,因大多数药物都可从乳汁中排出,如红霉素、链霉素等,均对婴儿有不良后果,故应暂时中断哺乳,以配方奶代替,定时用吸乳器吸出母乳以防回奶,待妈妈病愈停药后可继续哺乳。

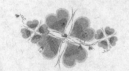

- 妈妈进行放射性碘治疗

在此期间也不能进行哺乳。这是因为碘能进入乳汁,有损宝宝甲状腺的功能,应该暂时停止哺乳,待疗程结束后,检验乳汁中放射性物质的水平,达到正常后可以继续喂奶。

- 妈妈接触了有毒化学物质或农药

这些有害物质也可通过乳汁使婴儿中毒,因此妈妈在哺乳期应避免接触有害物质及远离有害环境。如已接触的妈妈必须停止哺乳。

- 妈妈患有严重心脏病或心功能衰竭

患有此病的妈妈不能哺乳。因为这样哺乳会使母亲的心功能进一步恶化。

- 妈妈患有严重肾脏疾病

患有此病的妈妈不能进行母乳喂养。因为患有肾功能不全的妈妈进行哺乳可加重脏器的负担和损害。

- 妈妈患有严重精神病及产后抑郁症

患有此病的妈妈会对婴儿的安全构成威胁,也不宜进行母乳喂养。

- 妈妈处于传染病急性期时

此期间也不能哺乳。如妈妈正处于开放性结核病、各型肝炎的传染期,此时哺乳对婴儿感染的机会将增加。

### 安全喂养TIPS

如果妈妈处于上述情况时或宝宝有上述病症时,为了婴幼儿的健康,应尽量不进行母乳喂养。但健康的妈妈在进行母乳喂养时,也应注意下面这几个问题:

- 不穿工作服喂奶

在医院、实验室工作的妈妈穿着工作服哺乳会给宝宝招来麻烦,因为工作服上往往粘有很多肉眼看不见的病毒、细菌和其他有害物质。所以,妈妈无论怎么忙,也要先脱下工作服(最好也脱掉外套),洗净双手后再喂奶。

- 生气时不喂奶

研究表明,人在生气时体内可产生毒素,此种毒素可使水变成紫色,且有沉淀。因此,妈妈生气时或刚生完气不宜喂奶,避免宝宝吸入带有"毒素"的奶汁而中毒,轻者生疮,重者生病。

- 妈妈运动后不要喂奶

妈妈在运动时,体内会产生乳酸,乳酸潴留于血液中使乳汁变味,宝宝不爱吃。

● 妈妈不要用香皂洗乳

为了保持乳房清洁,妈妈清洗乳房很有必要,但不可用香皂来清洗。因为香皂类清洁物质可通过机械与化学作用除去皮肤表面的角化层,损害其保护作用,促使皮肤表面"碱化",有助于细菌生长。时间一长,妈妈有可能得乳房炎症。为了健康,妈妈最好用温开水清洗乳房。

● 妈妈不能着浓妆喂奶

妈妈身体的气味对宝宝有着特殊的吸引力,并可激发出愉悦的"进餐"情绪,即使刚出娘胎,也能将头转向妈妈气味的方向寻找奶头。换言之,妈妈体味有助于婴儿吸奶。如果浓妆艳抹,陌生的化妆品气味掩盖了熟悉的妈妈气味,可使宝宝难以适应而致情绪低落,食量下降而妨碍发育。

● 妈妈不能经常穿化纤内衣

研究显示,女性经常穿化纤内衣,内衣的纤维可脱落而堵塞乳腺管,造成无奶。因此,母乳喂养的妈妈可暂时不要穿化纤内衣,也不要佩戴化纤类乳罩,以棉类制品为佳。

### ❀ 妈妈提高母乳质和量的方法

妈妈的乳汁质好量多,才能更好地喂养宝宝。

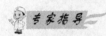

为了宝宝能健康地成长,妈妈应该注意做到以下几点:

● 哺乳的妈妈最好不要多做家务

家务可让其他家庭成员来做,避免疲劳。改善自己的营养摄入,提供良好的生活环境与家庭气氛,以保证母乳喂养成功。

● 妈妈要讲究喂奶方法,注意科学喂奶

早让宝宝吮吸,婴儿吮吸能刺激催乳素的产生,从而提高乳汁分泌量。研究表明,首次哺乳时间越早越好,而且初乳营养最丰富,免疫物质含量很高。因此,首次哺乳时间放在产后立刻哺喂为宜,而且要增加哺乳次数,亦即增加吮吸次数,可以刺激乳汁分泌。母乳喂养应当不定时地按需哺乳,新生儿期喂奶次数可以多些。无论是白天还是夜晚都应随时哺喂,母亲感到乳房胀时也应给婴儿喂奶。频繁吸吮乳头,可刺激母亲产生更多的乳汁,对保证母乳喂养的成功十分重要。每次喂奶,要让婴儿吸空一侧乳房后再吸另一侧,每侧乳房吸 5~10 分钟,也可时间更长些。下一次喂奶时应先喂上次后喂奶的一侧乳房,以便两侧乳房交替排空。

● 哺乳的妈妈要加强营养,稳定情绪

在哺乳期间,如果母体摄入的能量低于 5 000 千焦/日,则乳汁分泌量将会大大降低。给母乳补充营养,可使乳汁成分发生变化,质提高,量也增加。因此,乳母应当多吃营养丰富而且容易消化的食物,并多喝汤水,特别是豆浆,可促进乳汁分泌。

● 哺乳的妈妈必须有充分的睡眠和休息

如果疲劳过度,可降低乳汁的分泌量。此外,乳腺分泌乳汁的多少,与乳母的精神状态有密切关系。如过度紧张、忧虑、悲伤、愤怒或惊恐,都会影响催乳素的分泌,而使乳汁减少。因此,在哺乳期间,务必保持心情愉快、平静,这样才能保证乳汁的正常分泌。

### 安全喂养TIPS

妈妈为了得到充足的营养,可以按下面的膳食结构来摄入营养:

膳食中要保证供给充足的能量,增加肉、蛋、奶、海产品的摄入;乳母应多吃些动物性食物和大豆制品以供给优质蛋白质,同时应多吃些水产品;乳母多吃些海产品对婴儿的生长发育有益,海鱼富含 DHA,牡蛎富含锌,海带、紫菜富含碘。

### ❋ 妈妈哺乳禁忌食物

母乳喂养的妈妈为了能供给宝宝足够的奶水,除需维持均衡饮食外,还应比一般人摄取更多的高热量及高蛋白质食物,这样才能获得充足的奶水。因此,母乳喂养的妈妈的饮食就存在着很多禁忌,有许多食物妈妈不能吃。

### 专家指导

妈妈在哺乳期间,为了自身及宝宝的健康,应避免摄取某些会影响乳汁分泌的食物或个人的一些特殊嗜好,以免破坏良好的哺喂效果。这些食物包括会抑制乳汁分泌的食物,如韭菜、麦芽水、人参等食物;也包括具有刺激性的食物,如辛辣的调味料、辣椒、酒、咖啡及香烟等。一般而言,少量的酒可促进乳汁分泌,对婴儿亦无影响;过量时则会抑制乳汁分泌,也会影响子宫收缩,故应酌量少饮或不饮。咖啡会使人体的中枢神经兴奋。1 杯 150 毫升的咖啡,即含有 100 毫升的咖啡因,正常人一天饮用最好不要超过 3 杯。哺乳的妈妈如果饮用过多,咖啡因会通过乳汁传给宝宝,因此妈妈应有节制地饮用或停饮咖啡。

哺乳的妈妈也不宜吃油炸食物、脂肪含量高的食物,因为这类食物不易消化,且热量偏高,应酌量摄取。哺乳的妈妈应远离烟草。如果妈妈在喂奶期间仍吸烟的话,尼古丁会快速通过乳汁传给宝宝,被宝宝吸收,而尼古丁对宝宝的呼吸道有不良影响,因此,哺乳的妈妈最好能戒烟,并避免吸入二手烟。

　　如果妈妈在哺乳期间服药，尽管大部分药物在一般剂量下，对母乳喂养的宝宝没有什么影响，但仍建议妈妈在自行服药前，要主动告诉医生自己正在哺乳的情况，以便医生开出适合服用的药物，并选择持续时间较短的药物，以减少进入乳汁的药量。

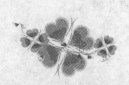 安全喂养TIPS

　　产后哺乳的妈妈饮食宜清淡。为了获取蛋白质、矿物质、热能、维生素等营养物质，哺乳的妈妈要多吃五谷杂粮、鸡蛋、红糖、芝麻、大豆及其制品、猪蹄、排骨、鸡、鱼、海带、虾皮、紫菜、蘑菇、木耳等食物。每日的膳食量可按下列标准来吃，粮食 600 克、鸡蛋 200 克、肉 100 克、蔬菜 500 克、豆制品 100 克、红糖 20 克、烹调油（豆油、花生油）20 克、牛奶 250 克，水果 50～100 克。

# 关于牛奶的是是非非

## ❋ 营养全面的牛奶

在今天,许多妈妈都用牛奶来养育新生命,而且西方人还称牛奶是"人类的保姆"。牛奶除含有膳食纤维外,还含有人体所需要的全部营养物质,是唯一的全营养食物,其营养价值高于其他食物。那么,牛奶都有哪些营养呢?

**专家指导**

每 100 克牛奶中含有脂肪 3.1 克、蛋白质 2.9 克、乳糖 4.5 克、矿物质 0.7 克、生理盐水 88 克。这些营养有利于婴幼儿的生长发育。

牛奶中的脂肪营养价值非常高,其中的脂肪球颗粒很小,所以喝起来口感细腻,极易消化。此外,牛乳脂肪中还含有人体必需的脂肪酸和磷脂,是营养价值很高的脂肪。

牛奶含有人体生长发育的一切必需氨基酸和其他氨基酸。组成人体蛋白质的氨基酸有 20 种,其中有 8 种是人体本身不能合成的,它们称为必需氨基酸。我们进食的蛋白质中如果包含了所有的必需氨基酸,这种蛋白质便叫作全蛋白,牛奶中的蛋白质便属于全蛋白。牛奶中蛋白质的消化率可达100%,而豆类所含的蛋白质消化率仅为80%。

牛奶中的糖类是乳糖,它的营养功能是提供热能和促进金属离子钙、镁、铁、锌等的吸收,对于婴儿智力发育非常重要。人体中钙的吸收程度与乳糖数量呈正比,所以,牛奶喝得越多,身体对钙的吸收就越多。此外,乳糖还能促进人体肠道内乳酸菌的生长,抑制肠内异常发酵造成的中毒,保证肠道健康。乳糖优于其他糖类。

牛奶中的矿物质种类非常丰富,除了我们所熟知的钙以外,磷、铁、锌、铜、锰、钼的含量都很多。最难得的是,牛奶是人体钙的最佳来源,而且钙、磷比例非常适当,利于钙的吸收。

牛奶还含有人体所需的维生素,尤其含有丰富的维生素 A 和维生素 $B_2$,

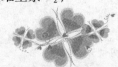

所以,喝牛奶能弥补膳食中的缺乏。

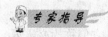 **安全喂养TIPS**

作为一种天然食品,牛奶经过杀菌后,不需任何加工,可直接供人食用。然而对婴幼儿来说,刚刚挤出的牛奶却不能喝。这是因为刚刚挤出的牛奶,一般是通过最原始的售奶方式得到的,即去私人处购买自行喂养的奶牛所挤出的奶。这种牛奶尽管很新鲜,但卫生条件却不一定能够保证。购买者无法得知挤奶人员是否健康,装牛奶的器皿是否无菌,奶牛是否感染了布氏杆菌、结核杆菌、口蹄疫病毒等微生物,因此,不应该给婴幼儿喝这种特别新鲜的牛奶。一旦牛奶有问题,婴幼儿的健康会受到严重损害。妈妈应该去市场上选购经过国家严格卫生标准检验过的牛奶。提醒一点,给婴幼儿喝时一定要注意牛奶的保质期限,即使冷藏保存也要尽早喝掉。

## ❀ 婴幼儿喝牛奶的学问

牛奶营养丰富,可供给婴幼儿生长发育所需要的营养。但是,如果妈妈给婴幼儿喝牛奶的方法不正确的话,婴幼儿就无法吸收牛奶的营养。下面介绍一些婴幼儿喝牛奶的学问。

### § 不能用高温煮沸牛奶,所煮时间不能过长

**专家指导**

有的妈妈总怕牛奶被病菌污染,煮牛奶时,习惯于把时间加长一些。她们认为这样比较保险,其实这种做法很不科学。因为牛奶中所含的蛋白质在加热时会发生很多的变化。当牛奶温度达到 $60 \sim 62$ ℃时,即会出现轻微的脱水现象,即蛋白质发生了改变。同时,如果煮牛奶的时间过长,牛奶中所含的一种十分不稳定的磷酸盐会变为中性磷酸盐,影响肠道吸收钙和磷。此外,高温久煮还会使牛奶中的乳糖开始分解,生成少量的甲酸,使牛奶变为褐色,味道变酸。尤其是用文火煮牛奶时间过久,牛奶中的维生素等营养素容易受空气氧化而被破坏,营养价值大为降低。

**安全喂养TIPS**

妈妈应该怎样煮牛奶呢?最好用旺火煮牛奶,待牛奶煮开即离开火,落滚后再加热,如此反复 3 次。这样,既可杀灭牛奶中的病原菌,又可保证营养

成分不被破坏。

## § 煮牛奶时不能加糖

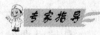 专家指导

有的妈妈煮牛奶时常会往里面加一些糖。她们认为这样会增加口味，婴幼儿喜欢喝，而且牛奶中放一些糖，可使蛋白质更有效地利用。其实这样做有损牛奶的营养价值。科学研究已经表明，牛奶与糖同煮，牛奶中的赖氨酸会与蔗糖组合成一种新的化合物，即果糖氨基酸。这种物质不但不能被婴幼儿消化吸收，而且还会产生一种被称为"梅德反应"的有毒物质，影响婴幼儿的肝肾发育。而且牛奶在加糖后也会使钙质大大丢失，降低了牛奶的营养价值。

安全喂养TIPS

要想让婴幼儿喝甜牛奶，最好等牛奶煮沸后，放至微温时再放糖。但要注意加糖的比例，如果加糖太多，会影响婴幼儿的消化功能。一般来讲，每100毫升牛奶中加5~8克(1/3 汤匙)糖为宜。

## § 牛奶中不要加果汁

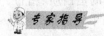 专家指导

有的妈妈觉得牛奶里的钙含量高，婴幼儿喝了容易大便干燥。因此，她们喜欢在牛奶中加一些果汁，或是让婴幼儿喝完牛奶后，马上就吃水果。她们以为这样既可避免便秘，又能增加维生素的摄取，其实这种做法会影响牛奶中的蛋白质吸收。因为牛奶中的蛋白质遇到果汁或水果中的酸性物质如维生素 C、果酸等时，容易发生凝固变性，形成婴幼儿难消化吸收的凝胶物质，从而使婴幼儿出现腹胀、腹泻等消化不良的症状。

安全喂养TIPS

牛奶与果汁或水果不仅要分开食用，而且还要保持一定的时间间隔。一般来讲，果汁与水果的食用时间，在喝牛奶前后的 1 小时左右较为适宜。

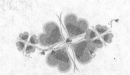

## § 牛奶与巧克力不能同食

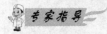 专家指导

许多婴幼儿不爱喝牛奶,却喜欢吃巧克力。于是,妈妈们常常在牛奶中加些巧克力,或等宝宝喝完牛奶后便奖给一小块儿巧克力。一是鼓励婴幼儿喝牛奶的积极性;二是认为牛奶加了巧克力后,营养价值会更高。关于巧克力对婴幼儿的牙不好这一点,她们认为只要注意让宝宝及时刷牙就可以了。妈妈的这种做法适得其反。因为巧克力中含有草酸,会与牛奶中的钙结合,形成不容易吸收的草酸钙。如果经常这样食用,会使婴幼儿的头发干燥而没有光泽,还会经常腹泻,出现缺钙及生长发育缓慢现象。

## § 不能用乳酸奶代替鲜牛奶

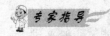 专家指导

有些婴幼儿不爱喝牛奶,每次让他们喝牛奶总让妈妈伤神费脑。然而许多妈妈却发现自己的宝宝喜欢喝乳酸奶,于是就将牛奶换成了乳酸奶。然而,牛奶和乳酸奶在营养价值上却有着很大的差别。虽然乳酸奶的口味较适合婴幼儿,也易于消化吸收,但其中只含有很少量的蛋白质,不足牛奶的1/3。而牛奶中所含的营养素要比乳酸奶高得多,牛奶中的蛋白质、脂肪、铁和维生素的含量均是乳酸奶的3倍以上。因此,乳酸奶与牛奶营养价值悬殊,不可以乳酸奶来代替婴幼儿每天所喝的牛奶。

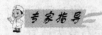 安全喂养TIPS

婴幼儿也可以喝乳酸奶,但喝的方法要科学。一般来讲,在两餐之间的加餐中,可把乳酸奶作为零食,适当地给婴幼儿喝一些。

## § 牛奶不是越浓越好

专家指导

有的妈妈认为牛奶越浓,婴幼儿得到的营养就越多。这种想法是不科

学的。

所谓过浓牛奶,是指在牛奶中多加奶粉少加水,使牛奶的浓度超出正常的比例标准。也有的家长唯恐新鲜牛奶太淡,便在其中加奶粉。其实,婴幼儿喝的牛奶浓淡应该与其年龄呈正比,浓度要按月龄逐渐递增,即便是1个月以内的新生儿,牛奶中掺水的比例也应根据消化情况逐步减少。如果婴幼儿常吃过浓牛奶,会引起腹泻、便秘、食欲缺乏,甚至拒食,久而久之,体重非但不能增加,还会引起急性出血性小肠炎。这是因为婴幼儿脏器娇嫩,受不起过重的负担与压力。奶粉冲得过浓,或者在新鲜牛奶中掺入奶粉,其营养成分浓度升高,超过了婴幼儿的胃肠道消化吸收限度,不但消化不了,还可能损伤消化器官。

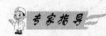 **安全喂养TIPS**

如果妈妈用牛奶喂养婴幼儿,应视牛奶的质量、婴幼儿的年龄来决定加水多少,不能过浓。

### § 不能用牛奶服药

**专家指导**

有的妈妈认为,用有营养的东西送服药物肯定有好处,其实这是极端错误的。牛奶能够明显地影响人体对药物的吸收速度,使血液中药物的浓度较相同的时间内非牛奶服药者明显偏低。用牛奶服药还容易使药物表面形成覆盖膜,使牛奶中的钙与镁等矿物质离子与药物发生化学反应,生成非水溶性物质,这不仅降低了药效,还可能对身体造成危害。

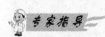 **安全喂养TIPS**

婴幼儿在服药前后1～2小时内最好不要喝牛奶。

### § 牛奶中不能添加米汤、稀饭

**专家指导**

有些家长认为在牛奶中添加一些米汤、稀饭,这样做可以使营养互补。其实这种做法很不科学。牛奶中含有维生素A,而米汤和稀饭主要以淀粉为主,它们中含有脂肪氧化酶,会破坏维生素 A。

如果摄取维生素 A 不足,会使婴幼儿发育迟缓,体弱多病。所以,即便是为了补充营养,也要将两者分开食用。

## § 不能用炼乳代替牛奶

炼乳是一种牛奶制品,是将鲜牛奶蒸发至原容量的 2/5,再加入 40% 的蔗糖装罐制成的。有些家长受"凡是浓缩的都是精华"的影响,便以炼乳代替牛奶给孩子喝。这样做显然是不对的。炼乳太甜,必须加 5～8 倍的水来稀释。但当甜味符合要求时,往往蛋白质和脂肪的浓度也比新鲜牛奶下降了一半,喂食婴幼儿不仅不能满足他们生长发育的需要,还会造成他们体重不增、面色苍白、容易生病等。如果在炼乳中加入水,使蛋白质和脂肪的浓度接近新鲜牛奶,那么糖的含量又会偏高,用这样的"奶"喂孩子,容易引起小儿腹泻。此外,如果孩子习惯了过甜的口味,会给以后添加辅食带来困难。

妈妈在喂养婴幼儿时,不宜用炼乳做主要食物,也不能在婴幼儿喝的牛奶中加入炼乳。

## ✳ 婴幼儿配方奶粉的是与非

所谓配方奶粉是指以牛乳或其他动物乳汁为基础,添加其他动植物提炼成分为基本组成,并适当添加营养素,使其总成分能满足婴儿生长与发育需要的一种人工食品,即俗称的婴儿奶粉。然而关于婴幼儿配方奶粉却存在着诸多的安全问题,如前几年安徽阜阳的"大头娃娃"事件、"三鹿奶粉"事件使众多家长不知道到底该如何选择婴幼儿配方奶粉。

下面介绍一些关于婴幼儿配方奶粉的基础知识。

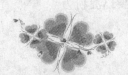

### § 婴幼儿配方奶粉的基础知识

**专家指导**

- 婴幼儿配方奶粉需要符合的条件

婴幼儿配方奶粉应依照美国食物药物管理中心（FDA）规定，其所有成分必须被认可为安全食物成分，或可作为食品添加物，才能添加在婴幼儿奶粉配方制造过程之中。上市前制造厂商必须提供所添加的每一项营养素在品质上及安全上的保障声明与证明，而卫生当局也必须确保良好制作流程、安全管理保障，以及上市后使用行销等相关问题的处理。

- 婴幼儿配方奶粉的分类及用途

婴幼儿配方奶粉依其适用对象可分为下列 6 大类：

以牛乳为基础之婴幼儿配方奶：适用于一般的婴幼儿。

特殊配方之婴幼儿配方奶：一些特殊生理状况的婴幼儿，需要食用经过特别加工处理的婴幼儿配方食品。此类婴幼儿配方奶粉，需经医师、营养师指示后，才可食用。

部分水解奶粉：适用于较轻度的腹泻或过敏婴幼儿。

完全水解奶粉：适用于严重的腹泻、过敏或短肠综合征婴幼儿。

元素配方奶粉：适用于最严重的慢性腹泻、过敏或短肠综合征婴幼儿。

早产儿配方奶粉：主要成分（如乳糖改为葡萄糖聚合物，以及中链脂肪酸油取代部分长链脂肪酸油）已经修正为适合早产儿使用。早产儿奶粉要加脂肪酸，奶粉酷似母乳的才是最好的。

**安全喂养TIPS**

由于婴幼儿的消化功能比较脆弱，所以选购婴幼儿配方奶粉应慎重。我们可按下面这几方面来选择婴幼儿配方奶粉。

每种婴幼儿配方奶粉产品说明书上都有适合的月龄或年龄，其营养成分的配比都不尽相同，而婴幼儿在生长发育的不同阶段，尤其是随着孩子的消化机能不断增强，需要的营养是不同的，所以挑选婴幼儿配方奶粉应该按婴幼儿的实际年龄挑选，千万不能出错。

母乳中的蛋白质有 27% 是 α-乳清蛋白，而牛奶中的 α-乳清蛋白仅占全部蛋白质的 4%。α-乳清蛋白能提供最接近母乳的氨基酸组合，提高蛋白质的生物利用度，降低蛋白质总量，从而有效减轻肾脏负担。同时，α-乳清蛋白还含有调节睡眠的神经递质，有助于婴儿睡眠，促进大脑发育。所以，在选购婴幼儿配方奶粉时要认清配方，挑选 α-乳清蛋白含量较接近母乳的配方奶粉。

选购质量优良、配方合理的婴幼儿配方奶粉。有些婴幼儿配方奶粉生产企业添加婴幼儿发育所必需的氨基酸、矿物质和维生素时,缺乏有效的控制手段,虽然这些营养素对婴幼儿十分重要,然而也不能给宝宝过多地摄入或滥用,否则会对宝宝身体有不利的影响。所以,在挑选婴幼儿配方奶粉时应选购生产设备先进,企业管理水平较高,产品质量也有保证的知名企业。

### § 食用婴幼儿奶粉应注意的问题

如果妈妈在冲泡婴幼儿奶粉时不注意以下方面,也会使婴幼儿陷入饮食误区。

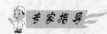
专家指导

1. 妈妈冲泡前必须用肥皂清洗双手。

2. 奶瓶、奶嘴、瓶盖等冲调器具应煮沸消毒。

3. 冲泡开水必须完全煮沸,不要使用电热水瓶热水,因其未达沸点或煮沸时间不够。

4. 冲泡开水必须调至适当的温度(以 40~60℃ 为宜),并将水滴至手腕内侧,感觉与体温差不多即可。

5. 仔细阅读罐上的冲调须知。

6. 冲调的奶粉量及水量必须按罐上指示冲泡,奶水量过多或过少,皆会影响宝宝的健康。

7. 如果一次冲泡多量的奶水时,则需将泡好的奶水立即放入冰箱内贮存,并于一天内吃完,千万不可将奶水放在室温中。

安全喂养TIPS

当宝宝吃饱或不想再吃时,应尊重宝宝的表示,切勿强迫宝宝进食。

勿让宝宝含着奶瓶睡觉,因为奶水中的糖类会腐蚀宝宝牙齿,易造成龋齿。

不可自己任意加减奶量,应按医师的指示喂食。

养成每餐固定间隔及固定时间的良好喂食习惯。

注意奶嘴洞口大小及宝宝吸吮时用力程度,以免造成过多空气吸入。

喂食中分段排气较最后排气效果佳,并应注意其含着奶嘴的密合程度。

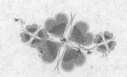

# 婴幼儿的安全食物——蔬菜

蔬菜是婴幼儿的食库,婴幼儿多吃蔬菜既安全又营养。那么,蔬菜都有哪些营养呢?

## ❀ 了解蔬菜营养成分

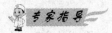

常见蔬菜营养成分表(表2-1)。

表2-1　常见蔬菜营养成分表(每百克蔬菜所含营养成分)

| 蔬菜名称 | 可食部/% | 能量/千焦 | 蛋白质/克 | 脂肪/克 | 胆固醇/克 | 膳食纤维/克 | 糖类/克 | 维生素A/微克 | 维生素B₁/微克 | 维生素B₂/毫克 | 维生素B₃/毫克 | 维生素C/毫克 | 维生素E/毫克 | 钠/毫克 | 钙/毫克 | 铁/毫克 | 锌/毫克 | 硒/微克 |
|---|---|---|---|---|---|---|---|---|---|---|---|---|---|---|---|---|---|---|
| 胡萝卜 | 96 | 155 | 1 | 0.2 | 0 | 1.1 | 7.7 | 688 | 0.04 | 0.03 | 0.6 | 13 | 0.41 | 71.4 | 32 | 1 | 0.23 | 0.63 |
| 萝卜 | 94 | 84 | 0.8 | 0.1 | 0 | 0.6 | 4 | 3 | 0.03 | 0.06 | 0.6 | 18 | 1 | 60 | 56 | 0.3 | 0.13 | 0.6 |
| 竹笋 | 63 | 80 | 2.6 | 0.2 | 0 | 1.8 | 1.8 | 5 | 0.08 | 0.08 | 0.6 | 5 | 0.05 | 0.4 | 9 | 0.5 | 0.33 | 0.04 |
| 大白菜 | 92 | 88 | 1.7 | 0.2 | 0 | 0.6 | 3.1 | 42 | 0.06 | 0.07 | 0.8 | 47 | 0.92 | 89.3 | 69 | 0.5 | 0.21 | 0.33 |
| 菠菜 | 89 | 100 | 2.6 | 0.3 | 0 | 1.7 | 2.8 | 487 | 0.04 | 0.11 | 0.6 | 32 | 1.74 | 85.2 | 66 | 2.9 | 0.85 | 0.97 |
| 菜花 | 82 | 100 | 2.1 | 0.2 | 0 | 1.2 | 3.4 | 5 | 0.03 | 0.08 | 0.6 | 61 | 0.43 | 31.6 | 23 | 1.1 | 0.38 | 0.73 |

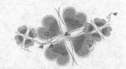

**续表**

| 蔬菜名称 | 可食部/% | 能量/千焦 | 蛋白质/克 | 脂肪/克 | 胆固醇/维克 | 膳食纤维/克 | 糖类/克 | 维生素A/微克 | 维生素B₁/微克 | 维生素B₂/毫克 | 维生素B₃/毫克 | 维生素C/毫克 | 维生素E/毫克 | 钠/毫克 | 钙/毫克 | 铁/毫克 | 锌/毫克 | 硒/微克 |
|---|---|---|---|---|---|---|---|---|---|---|---|---|---|---|---|---|---|---|
| 韭菜 | 90 | 109 | 2.4 | 0.4 | 0 | 1.4 | 3.2 | 235 | 0.02 | 0.09 | 0.8 | 24 | 0.96 | 8.1 | 42 | 1.6 | 0.43 | 1.38 |
| 芹菜 | 66 | 59 | 0.8 | 0.1 | 0 | 1.4 | 2.5 | 10 | 0.01 | 0.08 | 0.4 | 12 | 2.21 | 73.8 | 48 | 0.8 | 0.46 | 0.5 |
| 生菜 | 94 | 54 | 1.3 | 0.3 | 0 | 0.7 | 1.3 | 298 | 0.03 | 0.06 | 0.4 | 13 | 1.02 | 32.8 | 34 | 0.9 | 0.27 | 1.05 |
| 蒜苗 | 82 | 155 | 2.1 | 0.4 | 0 | 1.8 | 6.2 | 47 | 0.11 | 0.08 | 0.5 | 35 | 0.81 | 5.1 | 29 | 1.4 | 0.46 | 1.24 |
| 小白菜 | 81 | 63 | 1.5 | 0.3 | 0 | 1.1 | 1.6 | 280 | 0.02 | 0.09 | 0.7 | 28 | 0.7 | 73.5 | 90 | 1.9 | 0.51 | 1.17 |
| 油菜 | 87 | 96 | 1.8 | 0.5 | 0 | 1.1 | 2.7 | 103 | 0.04 | 0.11 | 0.7 | 36 | 0.88 | 55.8 | 108 | 1.2 | 0.33 | 0.79 |
| 甘蓝 | 86 | 92 | 1.5 | 0.2 | 0 | 1 | 3.6 | 12 | 0.03 | 0.03 | 0.4 | 40 | 0.5 | 27.2 | 49 | 0.6 | 0.25 | 0.96 |
| 冬瓜 | 80 | 46 | 0.4 | 0.2 | 0 | 0.7 | 1.9 | 13 | 0.01 | 0.01 | 0.3 | 18 | 0.08 | 1.8 | 19 | 0.2 | 0.07 | 0.22 |
| 番茄 | 97 | 79 | 0.9 | 0.2 | 0 | 0.5 | 3.5 | 92 | 0.03 | 0.03 | 0.6 | 19 | 0.57 | 5 | 10 | 0.4 | 0.13 | 0.15 |
| 青椒 | 84 | 96 | 1.4 | 0.3 | 0 | 2.1 | 3.7 | 57 | 0.03 | 0.04 | 0.5 | 62 | 0.88 | 2.2 | 15 | 0.7 | 0.22 | 0.62 |
| 茄子 | 93 | 88 | 1.1 | 0.2 | 0 | 1.3 | 3.6 | 8 | 0.02 | 0.04 | 0.6 | 5 | 1013 | 5.4 | 24 | 0.5 | 0.23 | 0.48 |
| 黄瓜 | 92 | 63 | 0.8 | 0.2 | 0 | 0.5 | 2.4 | 15 | 0.02 | 0.03 | 0.2 | 9 | 0.46 | 4.9 | 24 | 0.5 | 0.18 | 0.38 |
| 苦瓜 | 81 | 79 | 1 | 0.1 | 0 | 1.4 | 3.5 | 17 | 0.03 | 0.03 | 0.4 | 56 | 0.85 | 2.5 | 14 | 0.7 | 0.36 | 0.36 |
| 南瓜 | 85 | 92 | 0.7 | 0.1 | 0 | 0.8 | 4.6 | 148 | 0.03 | 0.04 | 0.4 | 8 | 0.36 | 0.8 | 16 | 0.4 | 0.14 | 0.46 |

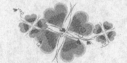

续表

| 蔬菜名称 | 可食部/% | 能量/千焦 | 蛋白质/克 | 脂肪/克 | 胆固醇/克 | 膳食纤维/克 | 糖类/克 | 维生素A/微克 | 维生素B$_1$/微克 | 维生素B$_2$/毫克 | 维生素B$_3$/毫克 | 维生素C/毫克 | 维生素E/毫克 | 钠/毫克 | 钙/毫克 | 铁/毫克 | 锌/毫克 | 硒/微克 |
|---|---|---|---|---|---|---|---|---|---|---|---|---|---|---|---|---|---|---|
| 丝瓜 | 83 | 84 | 1 | 0.2 | 0 | 0.6 | 3.6 | 15 | 0.02 | 0.04 | 0.4 | 5 | 0.22 | 2.6 | 14 | 0.4 | 0.21 | 0.86 |
| 马铃薯 | 94 | 318 | 2 | 0.2 | 0 | 0.7 | 16.5 | 5 | 0.08 | 0.04 | 1.1 | 27 | 0.34 | 2.7 | 8 | 0.8 | 0.37 | 0.78 |
| 榨菜 | 100 | 121 | 2.2 | 0.3 | 0 | 2.1 | 4.4 | 83 | 0.03 | 0.06 | 0.5 | 2 | 0 | 4253 | 155 | 3.9 | 0.63 | 1.93 |
| 蘑菇 | 100 | 1 054 | 21 | 4.6 | 0 | 21 | 31.7 | 273 | 0.1 | 1.1 | 30.7 | 5 | 6.18 | 23.3 | 127 | 10 | 6.29 | 39.18 |
| 香菇 | 95 | 883 | 20 | 1.2 | 0 | 31.6 | 30.1 | 3 | 0.19 | 1.26 | 20.5 | 5 | 0.66 | 11.2 | 83 | 11 | 8.57 | 6.42 |
| 木耳 | 100 | 856 | 12 | 1.5 | 0 | 29.9 | 35.7 | 17 | 0.17 | 0.44 | 2.5 | 0 | 11.34 | 48.5 | 247 | 97 | 3.18 | 3.72 |

依据蔬菜的各种营养成分,我们可以将蔬菜分为甲、乙、丙、丁4个等级:

●甲类蔬菜

富含胡萝卜素、核黄素、维生素 C、钙、纤维等,营养价值较高,主要有小白菜、菠菜、芥菜、苋菜、韭菜、雪里蕻等。

●乙类蔬菜

营养次于甲类,通常又分3种。第一种含核黄素,包括所有新鲜豆类和豆芽;第二种含胡萝卜素和维生素 C 较多,包括胡萝卜、芹菜、大葱、青蒜、番茄、辣椒、红薯等;第三类主要含维生素 C,包括大白菜、包心菜、菜花等。

●丙类蔬菜

含维生素类较少,但含热量高,包括洋芋、山药、芋头、南瓜等。

●丁类蔬菜

含少量维生素 C,营养价值较低,有冬瓜、竹笋、茄子、茭白等。

安全喂养TIPS

需要指出的是,并不是所有的蔬菜婴幼儿都可以吃。下面这几种蔬菜,

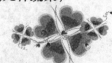

孩子们就不宜多吃,它们是韭菜、洋葱、蒜、辣椒、芹菜。这是因为这些蔬菜的纤维较粗,有一定的胃肠刺激性。

## ❀ 为婴幼儿选择安全的蔬菜食品

蔬菜是人体重要的营养源,它所含有的维生素 A、B、C 类,蛋白质、钙、铁、锌、硒等微量元素,膳食纤维等营养素对婴幼儿的生长发育十分重要。然而,许多家长在为婴幼儿选择蔬菜食品时却存在着误区,使本来营养的蔬菜成了伤害婴幼儿健康的"毒品"。

**专家指导**

研究指出,合理地摄入蔬菜营养对于婴幼儿的生长发育特别重要。但婴幼儿进食除了应从营养需要与均衡摄入出发,注意适量安排蔬菜的品种之外,还应注意婴幼儿的消化吸收,采用正确的食用方法。

专家指出,食用生的蔬菜食品或煎炸过的蔬菜食品,婴幼儿很难消化吸收。用水煮菜汁,虽然婴幼儿能消化吸收,但由于加温过高,蔬菜的主要营养大部分已受到破坏而流失,这就降低了蔬菜的营养价值,同时婴幼儿也因得不到蔬菜中膳食纤维的补充,容易造成消化不良性便秘。尽管现在市场上有一些适合婴幼儿食用的蔬菜加工产品,如蔬菜粉、蔬菜泥,这些产品既保留了自然食品的风味及各种营养素,也含有利于婴幼儿消化的膳食纤维,但是制作过程是否卫生很难保证,因此,也不宜多吃。

**安全喂养TIPS**

婴幼儿应该怎样选择安全的蔬菜食品呢?家长应该注意,从婴儿期就应适时地给宝宝添加一些蔬菜类的辅助食物。

刚开始可以给宝宝喂一些蔬菜汁或用蔬菜煮的水,如番茄汁、黄瓜汁、胡萝卜汁等,然后可以给孩子喂些蔬菜泥。到了快 1 岁的时候就可以给他们吃碎菜了,可以把各种各样的蔬菜剁碎后放入粥、面条中喂宝宝吃。在这个过程中,家长应该注意以下几个问题:

- 吃无污染的蔬菜

野外生长或人工培育的食用菌及人工培育的各种豆芽菜都没有施用农药,是非常安全的蔬菜;在泥土中的茎块状蔬菜,如鲜藕、马铃薯、芋头、胡萝卜、冬笋等也很少施用农药,蔬菜上几乎没有。

- 食用蔬菜前要注意清洗干净

农药易残留在蔬菜上,能够去皮的蔬菜就尽量去皮,不能去皮的蔬菜在清洗时,可把蔬菜放在清水里先浸泡 20 ~ 30 分钟,让农药充分溶解,再用清水反复冲洗;或把蔬菜放在淘米水中浸泡 10 分钟后倒去浸液,再反复以流动清水冲洗,淘米水中的生物碱对农药有很好的溶解作用;或将蔬菜浸泡在 80℃以上的热水中 2 分钟,使农药快速溶解,再以清水彻底冲净;或先把蔬菜放入盆内,随后加入足量清水,再放入小苏打搅拌均匀并浸泡 10 分钟,最后用清水冲掉。

● 多让婴幼儿吃颜色较深的蔬菜

研究发现,蔬菜营养价值的高低与蔬菜的颜色密切相关。一般来讲,颜色较深的蔬菜营养价值高,如深绿色的新鲜蔬菜中维生素 C、胡萝卜素及无机盐含量都较高。另外,胡萝卜素在橙黄色、黄色、红色的蔬菜中含量也较高。研究表明,绿色蔬菜有助于预防阑尾炎,红色蔬菜有助于缓解伤风感冒的症状。

● 多吃新鲜时令蔬菜

反季节蔬菜主要是温室栽培的蔬菜,虽然外观很吸引人,体积也很大,但营养价值与新鲜时令蔬菜是不一样的。反季节蔬菜不如新鲜时令蔬菜营养价值高,味道也差一些。如番茄,开花后抹催红剂,里边含激素较多。

● 各种颜色的蔬菜都要吃

蔬菜主要有绿色、黄色或红色等几种颜色。绿色蔬菜是指叶绿素含量较多的蔬菜,颜色总体是绿色的,如菠菜、韭菜、芹菜、香菜、青椒等;黄色或红色蔬菜是指以类胡萝卜素或黄酮类色素为主的蔬菜,颜色总体是黄色或红色的,如胡萝卜、黄花菜、马铃薯、瓜类、红萝卜、番茄等。

● 蔬菜淡季也要吃鲜菜

营养专家指出,无论什么季节吃蔬菜都应以新鲜为主。因为所有蔬菜中都含有维生素 C,它的含量多少与蔬菜的新鲜程度密切相关。一般来讲,蔬菜存放的时间越长,维生素 C 就会丢失得越多。所以,蔬菜淡季也不要买太多的菜存放家中,最好现吃现买,这样才能保证吃新鲜蔬菜。

### ❀ 婴幼儿护眼多吃深绿色蔬菜

我们都知道眼睛是心灵的窗户,而要这窗户明亮,家长就应该从小保护宝宝的眼睛。很多父母已经意识到通过补充营养来保证宝宝的脑力发育,但是对于 0~4 岁婴幼儿的眼睛及感官发育在学能发展过程中所起到的重要作用,却依旧缺乏足够的认知。

**专家指导**

要知道 0~4 岁是婴幼儿眼睛发育的高峰期,视网膜中的黄斑区是眼睛收集信息最丰富、最敏感的区域。婴儿出生时,黄斑区还没有形成,一直要到 4 岁左右才能发育完全。与成人相比,婴幼儿发育中的眼睛更易受损,因此要注意避免强烈的日光、闪光灯、红外线浴霸的灯光等直射婴幼儿的眼睛,避免婴幼儿在过强的灯光下睡觉。

除了上述护眼的措施外,专家还指出,为了保护婴幼儿的眼睛,家长还应让婴幼儿多吃一些深绿色的蔬菜。

研究表明,眼睛与婴幼儿学能发展的关系十分密切。90% 的外界信息是通过眼睛来获得的,眼睛直接影响着儿童动作、语言、思维能力的发展,对儿童今后的成长有着重要影响。营养学专家指出,维生素 A、DHA、叶黄素等均有益于婴幼儿的眼睛发育。

作为一种有益眼睛健康的关键抗氧化剂,叶黄素好比是"隐形的太阳镜",高度集中在婴幼儿的视网膜黄斑区,能保护婴幼儿视网膜免受蓝光伤害,为婴幼儿幼嫩的眼睛起到屏障作用。叶黄素是一种类胡萝卜素,广泛存在于蔬菜水果中。研究显示,它和胡萝卜素一样,对人体的健康起着重要的作用。但叶黄素不能在人体内产生,需要从食物中获取,而母乳中含有丰富的叶黄素,一些蔬菜水果中也含有叶黄素。由于目前国内含叶黄素的配方奶粉尚未上市,在不能母乳喂养或母乳不够的情况下,婴幼儿应从日常饮食中摄取叶黄素。

**安全喂养TIPS**

那么,哪些蔬菜中含有丰富的叶黄素呢?富含叶黄素的蔬菜主要是深绿色的蔬菜,主要包括菠菜、青椒、绿色花椰菜、芥蓝、羽衣甘蓝等蔬菜。这几种蔬菜能帮助吸收紫外线,保护眼睛免于阳光紫外线的损害,从而预防白内障。

为了保护婴幼儿的眼睛,婴幼儿要少吃油炸食品以及人造脂肪、人造黄油、动物脂肪等食物,因为这些食物会加速氧化反应,使人容易患白内障。

## ✿ 科学制作婴幼儿的蔬菜食品

蔬菜中含有丰富的营养,但是如果制作蔬菜的方法不正确,蔬菜中的营养会有一定的流失,因此在为婴幼儿烹制蔬菜食物时一定要注意科学的方法。

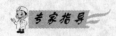 **专家指导**

家长在为婴幼儿制作蔬菜食品时,应该注意下面这几个方面:
- 蔬菜不宜过熟和煮太久

如果这样做,维生素会流失较多,降低了蔬菜的营养价值。以菠菜为例:菠菜中含有多种维生素和铁、钾等矿物质,是一种营养丰富的蔬菜。不过,菠菜中含有较多的草酸,吃起来有点涩味,而且草酸易和钙质化合变成无色的草酸钙,因而防碍对菠菜和其他食物中钙的吸收。有个特别的煮法,可除去草酸和增加对菠菜中钙的吸收,即先用滚水将洗净的菠菜焯到半熟,然后取出切段,再炒或拌食。这样处理过其涩味会减少,而食来更可口。

● 菜要尽量新鲜

不宜将蔬菜长时间泡在水中或放在挡风的地方,这样做易损失维生素 C。

● 煮菜时间不宜太长

煮菜时放水不宜太多,锅盖要密封。炒菜时,不要先挤去菜汁,或用滚水焯煮,以免损失营养物质。

● 炒菜不要加碱

加碱会破坏 B 族维生素、维生素 C。煮或烤芋类或甘薯,不要剥去外皮,应洗净后再煮或烤,吃时才去皮,这样也可保存多些营养素,而且外皮部分的营养要比内部的丰富得多。

**安全喂养TIPS**

下面介绍几种错误的食用蔬菜的方法,看看你是不是也经常这样做呢?

● 经常让婴幼儿在餐前吃番茄

西红柿应该在餐后再吃。这样,可使胃酸和食物混合,大大降低酸度,避免胃内压力升高引起胃扩张,使婴幼儿产生腹痛、胃部不适等症状。

● 将胡萝卜与萝卜混合做成泥酱

许多妈妈将胡萝卜与萝卜一起磨成泥喂给婴幼儿。因为胡萝卜中含有能破坏维生素 C 的酵素,会将萝卜中的维生素 C 完全破坏掉。

● 让婴幼儿过量食用胡萝卜素

俗话说,过犹不及。尽管胡萝卜素对婴幼儿的生长发育有好处,但也要注意适量食用。过多饮用以胡萝卜或番茄做成的蔬菜果汁,都有可能引起胡萝卜血症,使面部和手部皮肤变成橙黄色,出现食欲缺乏、精神状态不稳定、烦躁不安,甚至睡眠不踏实,还伴有夜惊、啼哭、说梦话等表现。

● 香菇洗得太干净或用水浸泡

香菇中含有麦角固醇,在接受阳光照射后会转变为维生素 D。但如果在食用前过度清洗或用水浸泡,就会损失很多营养成分。煮蘑菇时也不能用铁锅或铜锅,以免造成营养损失。

● 吃未炒熟的豆芽菜

豆芽质嫩鲜美,营养丰富,但吃时一定要炒熟。不然,食用后会出现恶心、呕吐、腹泻、头晕等不适反应。

●给宝宝吃没用沸水焯过的苦瓜

苦瓜中的草酸会妨碍食物中的钙吸收，因此，在吃之前应先把苦瓜放在沸水中焯一下，去除草酸。需要补充大量钙的婴幼儿不能吃太多苦瓜。

●让婴幼儿吃做熟后存放过久的韭菜

韭菜最好现做现吃，不能久放。如果存放过久，其中大量的硝酸盐会转变成亚硝酸盐，引起毒性反应。另外，婴幼儿消化不良也不能吃韭菜。

●长时间地焖煮绿叶蔬菜

绿叶蔬菜在烹调时不宜长时间地焖煮。不然，绿叶蔬菜中的硝酸盐将会转变成亚硝酸盐，容易使宝宝食物中毒。

●不宜将速冻蔬菜煮太长时间

速冻蔬菜大多已经被涮过，不必煮得时间过长，不然就会烂掉，丧失很多营养。

## ❀ 婴幼儿吃蔬菜全攻略

尽管知道蔬菜对婴幼儿的生长发育作用非凡，但许多家长仍只是按自己的理解来让婴幼儿吃蔬菜，殊不知吃蔬菜并不简单，里面大有学问。

### § 攻略一：让婴幼儿科学地吃蔬菜

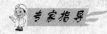

我们先谈一谈婴幼儿吃蔬菜的好处：

1. 补充人体必需的维生素和矿物质。
2. 蔬菜可以促消化，促进代谢废物排出，并防止便秘。
3. 多吃蔬菜有助于安定婴幼儿情绪。
4. 要想牙齿健康，就要多吃蔬菜。

**安全喂养TIPS**

蔬菜营养丰富，营养专家建议宝宝多吃。妈妈要在婴幼儿食谱中经常变换选用蔬菜，这样宝宝就能从不同的蔬菜中得到不同的营养素，以利于生长发育。妈妈在烹制蔬菜时应先洗后切、现吃现做、急火快炒，以减少维生素的损失。有些蔬菜烧熟了，孩子不爱吃，可以洗干净了生吃，如黄瓜、番茄、生菜等。

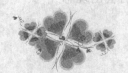

### § 攻略二:避开吃蔬菜的陷阱

即使蔬菜是好东西,但如果处理方法不当依然会使良食变为毒药。下面就介绍一些吃蔬菜的陷阱,以免饮食不当,影响孩子的生长发育。

● 陷阱一:久存蔬菜

新鲜的青菜,放久了便会慢慢损失一些维生素。如菠菜在20℃时放置1天,维生素 C 损失达84%。若要保存蔬菜,应在避光、通风、干燥的地方贮存。

● 陷阱二:将富含维生素的那部分丢掉

有时候做菜时丢弃了含维生素最丰富的部分,例如豆芽,有人在吃时只吃上面的芽而将豆瓣丢掉。事实上,豆瓣中含维生素 C 比芽的部分多 2~3 倍。再就是做蔬菜饺子馅时把菜汁挤掉,维生素会损失 70% 以上。正确的方法是,切好菜后用油拌好,再加盐和调料,这样油包菜,馅就不会出汤。

● 陷阱三:用小火炒菜

维生素 C、维生素 B₁ 都怕热、怕煮。据测定,大火快炒的菜,维生素 C 损失仅17%,若炒后再焖,菜里的维生素 C 将损失59%。所以炒菜要用旺火,这样炒出来的菜,不仅色美味好,而且菜里的营养损失也少。烧菜时加少许醋,也有利于维生素的保存。还有些蔬菜如黄瓜、番茄等,最好凉拌吃。

● 陷阱四:炒蔬菜不现炒现吃

有的家长为了节省时间,喜欢提前将菜炒好,然后在锅里温着等宝宝醒了或人来齐再吃。这种做法是错误的。蔬菜中的维生素 B₁ 在烧好后温热的过程中,可损失25%。烧好的白菜若温热15分钟可损失维生素 C 20%,保温 30 分钟会再损失10%,若长到 1 小时,就会再损失20%。青菜中的维生素 C 在烹调过程中损失20%,溶解在菜汤中损失25%,如果再在火上温热15 分钟会再损失20%,共计65%,那么我们从青菜中得到的维生素 C 就所剩不多了。

● 陷阱五:吃菜不喝汤

许多家长喜欢让宝宝吃青菜却不爱让宝宝喝菜汤。事实上,炒菜时,大部分维生素溶解在菜汤里。以维生素 C 为例,小白菜炒好后,维生素 C 会有70%溶解在菜汤里,新鲜豌豆放在水里煮沸 3 分钟,维生素 C 有 50%溶在汤里。

● 陷阱六:先切菜再冲洗

在洗切青菜时,若将菜切了再冲洗,大量维生素就会流失到水中。

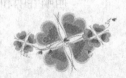

**安全喂养TIPS**

很多婴幼儿都不愿意吃蔬菜,但却很爱吃水果。这一点使妈妈感到很欣慰,她们以为,水果和蔬菜的营养差不多,不爱吃蔬菜就吃水果吧。

营养学家指出,尽管水果果肉细腻,口味很吸引宝宝,可给他们的身体补充水分,并易于消化吸收,但水果并不能代替蔬菜。因为,只有新鲜水果才富含维生素,而平时吃的一些水果经过长时间贮存,维生素损失很多,特别是维生素C;水果中无机盐和粗纤维含量也少,含糖量却较高,吃多易使宝宝产生饱腹感,影响正餐摄取营养。而蔬菜的品种却很多,可随意变着花样吃,粗纤维含量也很丰富,利于肠肌蠕动,不易引起便秘;蔬菜中的无机盐含量也较高,能够保证宝宝摄取生长发育必需的钙和铁。

蔬菜和水果各有各的用处,谁也不能代替谁,宝宝同时都需要。妈妈要积极培养宝宝爱吃蔬菜的良好饮食习惯,特别是黄绿色蔬菜。

有些妈妈认为蔬菜中的维生素C不耐热,会在烹调时受到严重破坏,不如让宝宝生着吃蔬菜,这样可保证蔬菜营养的摄取。营养专家指出,蔬菜无论经过煮、炒、涮后,都会或多或少地损失其中的维生素C,如果能够生吃不妨采用这种吃法。但宝宝尚年幼,特别是小一些的宝宝胃肠功能还较弱,生吃太多的蔬菜往往不容易消化,吃多了会影响胃肠功能。

## ❋ 让宝宝多吃蔬菜的妙招

蔬菜含有丰富的维生素和矿物质,是人类不可缺少的食物种类。但是我们常常看到有的孩子不爱吃蔬菜,或者不爱吃某些种类的蔬菜。

**专家指导**

宝宝不爱吃蔬菜,有的是不喜欢某种蔬菜的特殊味道;有的是由于蔬菜中含有较多的粗纤维,儿童的咀嚼能力差,不容易嚼烂,难以下咽;还有的是宝宝有挑食的习惯。

在宝宝小的时候,早一点给宝宝吃蔬菜可以避免日后厌食蔬菜。从婴儿期开始,就应该适时地给宝宝添加一些蔬菜的辅助食物,刚开始可以给宝宝喂一些用蔬菜挤出的汁或用蔬菜煮的水,如番茄汁、黄瓜汁、胡萝卜汁、绿叶青菜水等,然后可以给宝宝喂些蔬菜泥。到了宝宝快1岁的时候就可以给他们吃碎菜了,可以把各种各样的蔬菜剁碎后放入粥、面条中喂宝宝吃。

饺子、包子等含馅食品大多以菜、肉、蛋等做馅,这些带馅食品便于儿童咀嚼吞咽和消化吸收,且味道鲜美、营养也比较全面。对于那些不爱吃蔬菜的宝宝,不妨经常给他们吃些带馅食品。

有的宝宝不喜欢吃经炒、炖等做熟的蔬菜,而喜欢吃一些生的蔬菜,如番茄、水萝卜、黄瓜等,它们有的可以生吃,有的可以做成凉拌菜吃。如果宝宝不喜欢吃熟菜,可以让他适当吃一些生菜。

**安全喂养TIPS**

一些有辣味、苦味的蔬菜,不必强求宝宝去吃。一些味道有点怪的蔬菜,如茴香、胡萝卜、韭菜等,有的宝宝不爱吃,可以尽量变些花样,比如做带馅食品时加入一些,使宝宝慢慢适应。

## ❀ 婴幼儿要科学地吃菠菜、马铃薯

菠菜和土豆是常见的蔬菜,许多家长认为这两种蔬菜营养价值较高,因此也喂婴幼儿吃这两种蔬菜。

**专家指导**

众所周知,菠菜含铁最高。所以,很多父母经常给宝宝做菠菜吃。但菠菜真能起到这么好的作用吗?

菠菜的含铁量是非常高的,一般每100克菠菜中含铁达1.5~2.5毫克。但是,科学研究证明,菠菜中的铁能在肠道内溶解并被吸收利用的概率非常小,只占1%,其余99%的铁质会与胃肠内草酸等物质形成不能溶解的复合物,从而失去了营养价值。因此,菠菜虽然含铁较多,但人体对菠菜中铁的吸收率,远比那些含铁较少的谷物中铁的吸收率要低得多,因此菠菜补铁的说法并不可信。

另外,菠菜还能干扰锌的吸收,所以菠菜不宜常给宝宝吃。

马铃薯是人的健康食品,其中含有丰富的淀粉,如此丰富的淀粉要怎么喂宝宝才能对宝宝的身体有好处呢?这样的问题一直困扰着父母们。

针对这样的问题,专家做出了解释,并指导父母们对8个月以上的宝宝,可以喂些马铃薯,烘的或煮的都可以。如果要烘土豆,将一个中等大小的马铃薯洗净,放在火上烘,直到熟了软了,然后将马铃薯的皮剥去,用一个清洁的叉子将它压碎成泥,再放上一撮盐。如果要煮马铃薯,那就把它洗净,去皮,切成碎块,煮半小时,然后压碎成泥,加一撮盐,也可以再加半平匙溶化了的牛油和少许煮过的牛乳,或是一点牛乳混合液。在下午2点左右的喂食时间或在吃瓶乳之前给宝宝吃,也可以用它代替蔬菜,也可以除蔬菜外再加马铃薯给宝宝吃。等宝宝吃惯了马铃薯后,一顿可以给他吃一个中等大小的马铃薯。

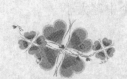 安全喂养TIPS

　　菠菜作为一种家常菜还是比较有营养的，但必须搭配好，这样可减少菠菜的缺点。家里常做的菠菜肉丝汤、菠菜氽丸子汤搭配就比较合理，而菠菜豆腐汤、菠菜鸡蛋汤等搭配就不合理，因为这样会使黄豆和蛋黄中的铁也不易被吸收。

　　可以将马铃薯和鱼结合起来给宝宝做马铃薯鱼丸子吃。具体做法是把收拾干净的鱼放沸水中煮后去皮去骨刺，然后放容器内研碎，把马铃薯煮软研碎后和鱼肉一起煮，并加入少许盐做成小鱼丸子。起油锅，油热后将做成的小鱼丸子放入锅内烤至焦黄。

# 婴幼儿的营养源泉——水果

## ❋ 婴幼儿吃水果的学问

婴幼儿吃水果学问大,家长应在专家的指导下给婴幼儿吃水果。

**专家指导**

● 学问一:注意食用时间

有的妈妈喜欢从早餐开始,就在餐桌上摆一些水果,以供婴幼儿在餐后食用。她们认为,这时给婴幼儿吃水果,可以促进食物消化。当然,这对于喜欢吃动物性荤腥和油腻食品的人很有必要,但是对于正在生长发育中的婴幼儿却并不适宜。

水果中有不少单糖物质,极易被小肠吸收。但若是堵在胃中,就很容易形成胀气,以致引起便秘。所以,在饱餐之后不要马上给婴幼儿食用水果。然而,也不适宜在餐前给婴幼儿吃。婴幼儿的胃容量还比较小,如果在餐前食用,就会占据胃的一定空间,由此,影响正餐的营养素摄入。另外,婴幼儿在吃柑橘前后的 1 小时不宜喝牛奶,因为柑橘中的果酸与牛奶中的蛋白质相遇后,即会发生凝固,影响对柑橘中的营养素吸收。

● 学问二:要与体质相宜

给婴幼儿选用水果时,要注意与体质、身体状况相适宜。舌苔厚、便秘、体质偏热的婴幼儿,最好吃寒、凉性水果,如梨、西瓜、香蕉、猕猴桃、芒果等,它们可以败火;秋冬季节婴幼儿患急慢性气管炎时,吃柑橘可疏通经络,消除痰积,有助于治疗。但柑橘不能过多食用,否则会引起婴幼儿上火,每天给婴幼儿吃 2~3 个即可。当婴幼儿缺乏维生素 A、维生素 C 时,多吃富含胡萝卜素的杏、甜瓜及葡萄柚,能给身体补充大量的维生素 A 和维生素 C。梨可润肺生津、清肺热、止咳祛痰,可在秋季气候干燥时,给婴幼儿常吃些梨,或用梨加冰糖炖水喝。

● 学问三:巧吃苹果的学问

近来,国外营养研究表明,对身体健康最有利的 10 种水果,苹果排在第一位。因为苹果性平凉,具有开胃、润肺止咳、生津解渴之功效。

在婴幼儿食欲不佳、消化不良、口咽干燥、身热咳嗽时如果吃一些苹果,有健身、防病、疗疾的辅助治疗作用。同时,苹果富含纤维物质,利于肠肌蠕动,所以又有通便的作用。为何苹果既能止泻又能通便呢?这主要取决于怎样食用。婴幼儿消化不良时,应该吃加温的熟苹果泥,其中含有较多的鞣酸、果胶等收敛物质,能够抑制肠痉挛,吸收肠毒素,从而达到止泻作用;如果婴幼儿排便不畅,可生食苹果,苹果中含有较多纤维素,它们不能被肠道吸收,加之苹果酸刺激肠肌,能够促进通便。因此,食用配方奶而便秘的婴幼儿,可吃一些生苹果泥。当婴幼儿咳嗽并声音嘶哑时,把生苹果榨成汁给婴幼儿喝,还可以润肺止咳。

● 学问四:有些水果食用要适度

荔枝汁多肉嫩,口味十分吸引婴幼儿,致使他们一吃起来就没个够。然而,妈妈最好把握住婴幼儿食用量。因为吃大量荔枝不仅会使婴幼儿的正常饭量大为减少,影响对其他必需营养素的摄取,而且,常常会在次日清晨,突然出现头晕目眩、面色苍白、四肢无力、大汗淋漓的症状。如果不马上就医治疗,便会发生血压下降、晕厥,甚至死亡的可怕后果。这是因为,荔枝肉含有的一种物质,可引起血糖过低,导致低血糖休克。

柿子也是婴幼儿钟爱的水果,但也不能让婴幼儿随便吃。过量吃柿子,尤其是与红薯、螃蟹同吃时,便会使柿子中含有的柿胶酚、单宁和胶质,在胃内形成不能溶解的硬块儿。这些硬块不仅会使婴幼儿发生便秘,而且有时还不能从体内排出,停留在胃里形成胃结石。结果,婴幼儿便出现胃部胀痛、呕吐及消化不良等不适。

香蕉肉质糯甜,又能润肠通便,也是妈妈经常给婴幼儿吃的水果。可是,也不可在短时间内让婴幼儿吃得太多,尤其是脾胃虚弱的婴幼儿,不然会引起恶心、呕吐、腹泻等症状。一般来讲,对于2岁以上食量不太大的婴幼儿,每天吃2根香蕉较为合适。

● 学问五:西瓜虽好不可贪多

炎炎夏日吃几片冰凉的西瓜是一件很惬意的事情,但是家长不可让婴幼儿多吃西瓜。夏天时,当宝宝发烧或身患暑热症时,吃西瓜有益。但是,西瓜要适量食用,特别是对脾胃虚弱、腹泻的婴幼儿。因为西瓜性寒,属生冷食物,如果食用太多,不仅会使脾胃的消化能力更弱,而且还会引起腹痛、腹泻等消化道症状。因此,妈妈给婴幼儿吃西瓜时一定注意适量,绝非多多益善。一般来讲,酷暑天给婴幼儿每次吃上1~2块西瓜即可,一天吃2次较为适宜。

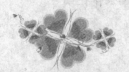

## ❀ 常见水果的营养价值

**专家指导**

　　水果的营养成分和营养价值与蔬菜相似,是人体维生素和无机盐的重要来源之一。各种水果普遍含有较多的糖类和维生素,而且还含有多种具有生物活性的特殊物质,因而具有较高的营养价值和保健功能。下面分别介绍一下水果所含成分:

　　糖类:水果中普遍含有葡萄糖、蔗糖、果糖。如苹果、梨等含果糖较多;柑橘、桃、李、杏等含蔗糖较多;葡萄含葡萄糖较多。各种水果的含糖量在10%～20%,超过20%含糖量的有枣、椰子、香蕉、大山楂等鲜果。含糖量低的有草莓、柠檬、杨梅、桃等。

　　维生素:水果中的维生素含量约为0.5%～2%,若过多,则肉质粗糙,皮厚多筋,食用质量低。

　　色素:水果的色泽是随着生长条件的改变或成熟度的变化而变化的。一般来说,深黄色的水果含胡萝卜素较多。水果的芳香能刺激食欲,有助于人体对其他食物的吸收,芳香油还有杀菌的作用。

　　无机盐:水果中含无机盐较为丰富,橄榄、山楂、柑橘中含钙较多,葡萄、杏、草莓等含铁较多,香蕉含磷较多。

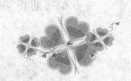

# 婴幼儿主食不能忽视

## ✿ 为婴幼儿选择安全的主食

随着生活方式的改变,喂养婴幼儿的食品已经很少由家庭制作了,除了母乳喂养外,绝大多数家庭都选择在市场上购买现成的婴幼儿食品。那么,怎样为婴幼儿选择安全的食品呢?

**专家指导**

家长注意两个方面:一要注意看是否添加了防腐剂和人工色素、香精。防腐剂对宝宝和成人的健康都不利。含人工色素、香精的食物,会养成宝宝偏食的习惯,导致宝宝营养不均衡,甚至还有可能影响宝宝的健康。二要注意看是否添加盐、过多的糖等调味剂。如在宝宝食物中添加盐,会加重宝宝尚未发育完全的肾脏负担,天然清淡的食物才是宝宝的真正美味。而有些厂家将猪肝、鸡肉、鱼肉蔬菜等一股脑地加入到面体当中,为了使面体不变质,在面体中加入防腐剂、稳定剂或者过量的盐,这无疑是宝宝食品的大忌。科学的方法是利用微胶囊包埋技术将能够在面体中自然稳定的营养素添加到面体中,其余的营养素通过特殊工艺形成营养素包和面体相搭配。

## ✿ 婴幼儿吃主食的原则

**专家指导**

家长在给孩子吃主食上普遍存在误区,很多家长认为价高、少见的食品最有营养。其实给婴幼儿选择科学合理的平衡膳食,可参考以下几个基本原则。

● 原则一:食物要多样化

各类食物最好每天都吃一些。因为要维持身体健康,每天需要摄入各种营养素,包括维生素和无机盐,还有来自于蛋白质的各种氨基酸、来自于植物油和动物脂肪的各种脂肪酸,以及产生热能的糖类、蛋白质和脂肪。这些营养素都存在于不同的食物中。绝大多数的食物都含有多种营养素,如牛奶中含有蛋白质、脂肪、糖类、维生素 $B_2$ 及其他 B 族维生素、维生素 A、钙和磷等,但没有一种天然食物含有人体所需要的全部营养素。所以,人们要吃多种食物,才能满足身体的需要。人的食物种类越多,缺乏某种营养素或摄入某种营养素过多的可能性就越小。在每类食物中也要尽可能多样化,如应有细粮搭配的主食,荤素搭配的副食(包括有肉、蛋、奶、豆类、绿色或黄色蔬菜等),还要有新鲜水果等。

幼儿的膳食选择应包括谷类食品,动物性食品(包括禽、鱼、奶、蛋等),豆类及其制品,蔬菜水果等各种食物,以保证膳食能提供对其健康和生长所需的各种营养素。

● 原则二:少吃糖和盐

1 岁以后的孩子都喜欢吃糖,要少给婴幼儿吃糖以及含糖多的食品,如各种糖果、冷饮、糕点等。因为这些食品中都含有大量的糖,糖是只能提供热能而缺乏其他营养素的食物,吃多了还会影响食欲,而且对牙齿不利,是导致龋齿的最主要的原因之一。所以,要注意少吃些甜食,但偶尔吃一点也无妨。

孩子的父母常觉得婴幼儿的食物太淡(特别是市售的婴幼儿食品),口感不好。目前国内外的研究结果一致认为,对于 1 岁以内的婴儿食品不要额外再加盐,因为天然食物中存在的盐已能满足婴儿需要,再额外加盐则可能对婴幼儿有害。对于 1~3 岁的婴幼儿,每天做菜时也要尽可能少放盐。

● 原则三:保证早餐质量

平均分配各种营养素于一日三餐。其中早餐的质量对儿童的健康十分重要,是保证儿童合理营养的重要措施之一。许多家长由于工作忙,早上没有时间为孩子准备符合营养标准的早餐;还有一些家长,对早餐的重要性认识不足,因此不注意为孩子制作早餐,甚至不给孩子准备早餐,致使孩子感到饥饿时乱抓食物充饥,长期下去将会影响儿童的生长发育。

● 原则四:积极预防营养素缺乏病

我国人民的膳食,一般都容易缺少钙、维生素 $B_2$,有的维生素 A 也不足。在南方以米为主食的地区,蛋白质的摄入量也偏低,而这些营养素对维持人的健康、保证正常生长发育是极为重要的。因此,要注意预防这些常见的营养缺乏症。由于婴幼儿正处在生长发育期,要注意多吃含这些营养素较多的食物,在含这些营养素的食物中,以乳类食物为最好。因为乳类食物含的钙、维生素 $B_2$、维生素 A 都比较多,其蛋白质的质量也好。在一些得不到乳类食物的地区,或是有些人对乳类不能适应的情况下,则应该适当补充些强化了这几种营养素的食品,如目前市场上供给的一些强化了钙和维生素 $B_2$ 的面包或配方食品。

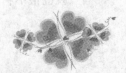

# 科学吃零食保健康

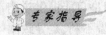 **幼儿成长离不开零食**

许多家长认为零食对幼儿成长无益,其实不然,幼儿的健康成长离不开安全营养的零食。

**专家指导**

零食的作用可通过下面这两个方面表现出来。

婴幼儿大多好动,每天早上起来后,便整天手脚不停地活动着,消耗着大量的身体能量,所以需要不时地补充一些食物,以满足新陈代谢的需要。

零食可更好地满足婴幼儿身体需要。婴幼儿在发育中需要多种维生素和矿物质。国内外的营养专家已经为此做了大量的调查与研究,发现从零食中获得的热量达到总热量的20%,获得的维生素占总摄食量的15%,获得的矿物质占20%,铁质占15%,因此适当摄入零食的婴幼儿比只吃三餐的婴幼儿更易达到营养平衡。由此表明,吃零食可以成为婴幼儿获得生长发育所需养分的重要途径之一,也能更好地满足身体需要。

**安全喂养TIPS**

那么,婴幼儿怎样吃零食才有益健康呢?

吃零食能给婴幼儿带来很多益处,但它毕竟不是婴幼儿获得营养的主要渠道,因此妈妈一定要掌握适度及科学的原则,才能既获得益处而又不影响正餐进食,否则就真成了一个坏习惯。

•吃零食的时间要合适

因为婴幼儿的胃容量较小,而消耗量却相对很大,所以每餐所吃的食物,往往还没到下一次进餐的时间就已消耗殆尽,这时婴幼儿很想吃东西。妈妈可在两餐之间给予婴幼儿一些易消化的零食吃。

不要在餐前1小时之内吃,不然的话不仅影响进正餐的食欲,而且对牙齿也很不利。

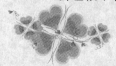

● 吃零食的量要适度

妈妈在上午不妨给婴幼儿吃热量较高的零食,如 2~3 块巧克力、1 块蛋糕或 2~3 块饼干,但数量一定要少,让婴幼儿不感到饥饿即可,否则到了该吃正餐的时候没有胃口;午睡后喝一点饮料或温开水,下午喂一点水果;晚餐后不要再给零食吃,临睡前喝一杯牛奶就可以了。

● 选择合适的零食品种

所有的零食都应清淡、易消化,并要有营养,如新鲜的水果、果干、坚果、牛奶、纯果汁以及小包装的奶制品等。值得一提的是,具有一定硬度的零食(当然不可过硬而致使婴幼儿咬不动)有健脑、固齿、促进视力发育的作用。因为稍硬的零食需要加强咀嚼,这样可使面部肌肉活动增强,进而加快头部的血液循环,增加大脑的血流量,使脑细胞获得充分的氧气和养分。有资料表明,咀嚼能力强的孩子都较聪明,并且咀嚼硬食可惠及眼部肌肉的发育,因而视力好,近视和弱视的发病率低;咀嚼硬食还可锻炼牙齿,使牙齿变得更坚固,可减少牙周病、蛀牙、牙菌斑的发病率,但食物不可太甜、太油腻。

● 吃零食要注意卫生

婴幼儿吃零食前一定要洗手,每次吃完后,最好喝一点温开水、漱漱口或刷牙。不要给婴幼儿吃果冻、果仁等零食。因为果冻在吸的时候稍不留神就会将喉管堵住,果仁又常常易滑入好动婴幼儿的气管中。一旦发生这种情况,马上就会发生缺氧、窒息。

## ❋ 控制婴幼儿过度吃零食的妙方

有的妈妈不敢给婴幼儿吃零食,因为婴幼儿一吃起零食便没个够,然后就不好好吃正餐了,其实这样并不一定是由于吃零食所致,以下几个妙方可以帮助妈妈控制婴幼儿过多吃零食的习惯。

**专家指导**

● 妙方一:家长从自身寻找宝宝多吃零食的原因

一般特别爱吃零食的婴幼儿往往都有进食问题,妈妈应在自身上多找原因,如在正餐时逼迫婴幼儿吃不喜欢的东西,总是催促婴幼儿快吃,没有营造一个安静愉快的进食环境等,婴幼儿正餐没吃好,只好依靠零食来弥补。

● 妙方二:所做饭菜要色香味俱全,吸引宝宝的注意力

零食通常在色、香、味、形上迎合了婴幼儿好奇的心理特点,因此非常吸引婴幼儿。如果妈妈做的饭菜从外观、口感上不吸引婴幼儿,婴幼儿就总是寄托于零食。所以,妈妈在为婴幼儿做正餐时如果在色、香、味、形上多下些

功夫,就会吸引婴幼儿的注意力,自然降低了他们对零食的兴趣。

● 妙方三:不要过度满足宝宝吃零食的要求

有的妈妈对婴幼儿的要求百依百顺,要是婴幼儿觉得零食好吃,便允许他没完没了地吃,一味地迁就。其实,妈妈只要稍稍用一点方法,婴幼儿并不一定非闹个不停。如在给婴幼儿拿零食时,别让他看见装满零食的盒子,婴幼儿一旦看见盒子里还有许多,吃完了马上还会要,因为婴幼儿根本不能克制自己的欲望。妈妈可事先把要给婴幼儿吃的零食放在一个器皿里,婴幼儿以为就这么多,吃完了自然也就罢休了。

● 妙方四:不要吊宝宝的胃口

不能为了让婴幼儿做某些事,妈妈就用他们喜爱的零食来吊胃口。这样,会使婴幼儿养成消极、被动做事情的不良习惯。

**安全喂养TIPS**

含有优质蛋白、脂肪、糖、钙等营养素的各种奶制品,如果味酸奶、奶酪和纯鲜奶非常适合婴幼儿,其中纯鲜奶可分别在早上和晚上临睡前喝,果味酸奶和奶酪用作两餐之间的加餐。

水果中含有各种丰富的糖、维生素和矿物质,婴幼儿吃了不仅促进食欲,而且有助消化。可在每天的午餐和晚餐之间给予,但一定要选用新鲜成熟的水果,因为不成熟的水果会刺激婴幼儿胃肠道,引起腹泻、腹胀。

用谷类制成的各种小点心可以补充热能,应在每天上午的加餐中给婴幼儿吃,但不能给得太多或在快要就餐前给予,以防影响婴幼儿吃中餐。

在饭后给婴幼儿吃些开胃小点心,如山楂糕、果丹皮、杏肉,以促进婴幼儿的胃口和消化。

## ❀ 婴幼儿吃零食的禁忌

并不是所有的零食对婴幼儿的生长发育都有益,如果婴幼儿吃多了对健康无益的零食,对婴幼儿来讲是十分危险的。

**专家指导**

● 不能让宝宝多吃含有食品添加剂的零食

口感松软的各种"派"深受婴幼儿的喜爱,妈妈因此乐于给婴幼儿买。然而这种零食中含有不少膨化剂、乳化剂和香精,它们对成年人并不会有太大的损害,但婴幼儿尚处于发育之中,身体的各种代谢功能还不完全,过多食用,可能会有不利作用,而且营养价值也并不比面包或饼干高。

● 不可多吃巧克力、甜食和冷饮

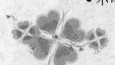

这些零食味道甜厚，过多食用，会削弱婴幼儿对其他食物的味觉形成，如无法感受清淡食物的滋味，婴幼儿由此不愿吃这种食物。因为人对各种不同的味道感觉中只有甜味是先天具有的，而其他味觉是出生后在饮食中一点一点培养起来的，这一点可以说明为何不同种族、不同民族的人口味各不相同。另外，这些零食中含有大量的糖分，但却缺乏把过多糖分转化为热能的 B 族维生素，因此比过多吃主食还易引起身体肥胖。

● 不可常以饮料代替纯牛奶或纯果汁

妈妈常常认为市场上出售的各种"钙奶"或"果汁饮料"与纯牛奶及纯果汁一样，相比起来，觉得"钙奶"的味道要比纯牛奶好，婴幼儿更乐于喝，所以经常买来给婴幼儿做零食。其实，这两者根本不是一回事。凡是标有"乳饮料"字样的奶制品，实际上是把牛奶加水进行稀释，里面只有 1/3 浓度的牛奶，然后再加入糖、增稠稳定剂、香料和水等成分。如果往里添加钙，就称为"钙奶"。它与纯牛奶在包装、感官性状上都很相似，所以妈妈总以为差不多，但是营养价值却相差甚远，纯牛奶中的钙远远高于钙奶，而且其中的蛋白质更是后者不能比拟的。所谓"果汁饮料"，里面含有的纯果汁也仅有10%左右，大部分是甜味剂、水，有机酸和香料。

● 不可用甜饮料给婴幼儿做解渴零食

大多数婴幼儿都喜欢喝饮料，有的婴幼儿甚至养成进餐之前必喝饮料才肯吃饭的习惯，因此妈妈便买来好多种甜饮放在冰箱中。然而，这些甜饮中含有很高的糖分，可其他营养的含量却很少，婴幼儿喝了非但不解渴，反而容易有饱腹感，影响正常进食。所以，经常以饮料代饭的婴幼儿个个面黄肌瘦。最好的解渴饮料莫过于白开水，或在里面兑些纯果汁。

**安全喂养TIPS**

婴幼儿吃零食一定要适量。家长不可喂宝宝太多的零食，如果吃得太多，势必影响正餐食欲，而零食的营养不会像正餐那样丰富和均衡，所以无法替代正餐的营养。长此下去，婴幼儿就会发生营养不良。

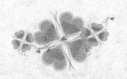

# 婴幼儿的晚间食物——夜宵

## ❋ 婴幼儿该不该吃夜宵

婴幼儿晚上可适当地吃一些夜宵,但是如果过量食用夜宵,会影响婴幼儿的健康。那么,婴幼儿过量食用夜宵会有哪些危害呢?

### 专家指导

晚间过量食用夜宵,会对婴幼儿造成下列不良影响。

● 肥胖

一般孩子的入睡时间不会超过 22:00,夜宵后不久即入睡,有可能导致营养过剩和肥胖。

● 入睡困难

正常孩子在入睡这个环节上所花去的时间为 10~30 分钟,但在睡前 1 小时之内吃过夜宵的孩子,将花去 30~50 分钟才能入睡,尤其是进食过多的高蛋白脂肪食物后,孩子的整个肠胃系统处于高负荷运行状态,甚至睡着后这部分器官仍得不到安歇,这不仅影响幼儿的睡眠质量,也容易使孩子受惊做梦,心理状态频受干扰。

### 安全喂养TIPS

如果我们能够注意宝宝的夜宵种类,那么在夜间吃一些夜宵也是有益婴幼儿健康成长的。

新生宝宝一天要吃好几顿,夜里也容易饿醒,有时甚至会哭醒四五次。此时,夜宵最好是母乳、奶粉或少量牛奶,不需要补充其他食物。

不少妈妈都反映,1~2 岁是宝宝夜间断奶最困难的阶段,因为很多宝宝养成了夜里吃母乳的习惯。所以,这个阶段的宝宝,夜宵仍可以延续以奶为主的饮食,睡前喝 150~180 毫升奶粉,或者用热水泡两片饼干吃,保证夜间能量充足。

而对于两三岁的宝宝来说,夜宵应选择清淡、松软、易消化的食物,比如馄饨、粥、面条等,吃个水果泥也不错。总之,要避免高热量、高脂肪的油炸食品。可乐型及含有色素的饮料、巧克力等甜食,肉类也不能作为夜宵。

3 岁以上的宝宝正处于精力旺盛、体能消耗较大的阶段,如果晚餐吃得早又不能保证种类丰富、能量充足,那么晚上饥肠辘辘就在所难免了。此时,如果宝宝夜里饿醒,妈妈们可以适当给他添加一些富含维生素的流食加固体食物,及时提供有益的夜间营养。

## ❉ 幼儿睡前食物"黑名单"

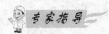

幼儿虽然入睡早,但很多家长习惯在孩子入睡前给其补充食物,下列食物不宜多吃。

● 全脂奶或高脂特浓奶

牛奶能助睡眠并不错,但问题是夜宵中的脂肪极易在体内积蓄,对孩子也是如此,所以入睡前饮低脂奶或脱脂奶为好。

● 方便面

方便面含有过多的油脂、盐分和防腐剂,对儿童没有好处。

● 油炸食品

高热量食品充当夜宵,发胖的可能性升至95%以上。

● 产气食品

红薯、栗子类虽然营养不错,但却是"产气大王",吃了以后不活动就马上入睡,那股气在孩子腹中左冲右突,会让他难以安眠。

● 巧克力类点心或糖果类食品

这一类食品中的可可成分很容易导致兴奋,对婴幼儿安然入睡无益。

安全喂养TIPS

那么,婴幼儿吃哪些食物会有益健康呢?

● 白粥

热量不高,益脾补气,安抚肠胃。假若孩子白天进食过杂,临睡前的一小碗白粥可以把肠胃的不适感都抹平。

● 水果西米羹

注意少放点糖,成为酸酸甜甜软软糯糯的"糖水",孩子都喜欢。

● 海鲜鸡蛋羹

海鲜的用量要少,放一点点蟹肉条和一枚北极虾即可,属低热高蛋白的羹类夜宵,易消化。

●海苔饭卷

趁电饭煲里的剩饭还没有凉透,做几个黄瓜蟹肉夹心饭卷,配100毫升低脂奶,即是一顿绝好的夜宵。

●猪肝泥夹小面包

补血益气的夜宵,操作简便,猪肝泥、鹅肝泥、荠菜泥都可选择超市的小容量瓶装产品。

●低脂奶配小咸饼干

饼干若为芝麻苏打、蔬菜苏打或海苔苏打,更符合孩子夜宵的平衡、低热原则。

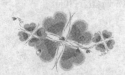

# 婴幼儿应该喝什么

## ❀ 给婴幼儿喝什么好

### 专家指导

科学研究证明,人体补充体液的最佳物质不是饮料,而是最为普通而又十分经济的白开水。煮沸后自然冷却的白开水,不仅清澈透明,而且具有独特的生物活性。白开水对细胞的亲和力最大,能迅速进入脱水的细胞内,促进新陈代谢,提高免疫力。而且,白开水能提高器官中乳酸脱氢酶的生物活性,使之代谢较为充分。这样,就不会使乳酸堆积在体内组织中,增加身体疲劳感,而会使身体经常保持充足的精力。此外,白开水还能调节体温,帮助身体散热,防止婴幼儿在天热时发生中暑。

### 安全喂养TIPS

白开水有相当多的优点,妈妈一定要让婴幼儿从小养成定时、定量饮用白开水的好习惯,尤其是在夏秋时节。

另外,可适当地给婴幼儿喝一些自制的纯鲜果汁,如柠檬汁、橘子汁、番茄汁及绿豆汤等,以煮菜水自制的饮料也挺好,也可给他们喝一些。

## ❀ 婴幼儿喝水要科学

婴幼儿时期是人体一生中生长速度最快、新陈代谢最旺盛的阶段,其生长发育的好坏影响一生的健康。婴幼儿阶段每日饮水数量、质量和方式都直接关系到婴幼儿阶段的体质和健康。婴幼儿身体中的水分是人一生中含水量最高的时期。所以,科学饮水一定要从婴幼儿阶段开始抓起。

### 专家指导

以单位体重计算,婴幼儿的液体交换率是成人的 8 倍,代谢率是成人的 2 倍;新生儿的肾脏尚未发育成熟,因此排泄溶质和垂体分泌抗利尿激素(又称加压素)的能力有限;健康足月新生儿的肾小球功能要到满月才能发育完全。综合这些因素,婴幼儿不能充分浓缩尿液以保持身体的电解质平衡,因此就更容易发生体液和电解质失衡。

如果婴幼儿从母乳或人工乳中摄入的矿物质不能满足其需要量,饮水中的矿物质和微量元素对于婴幼儿来讲就是至关重要的了。另外,由于婴幼儿的生理特点,每公斤体重对水的需求量和吸收率都高于成年人,所以水质和水量十分重要。

根据世界卫生组织的推荐量(1993),体重为 5 千克的婴幼儿每天需要0.75升水,10 千克的婴幼儿每天需要 1 升水。

水平衡的研究数据显示,婴幼儿出生后 1 个月与 6 ~ 12 个月时比较,水摄入量增加了 1 倍;而在 2 ~ 9 岁期间,水摄入量仅增加 5% ~ 10%。

婴幼儿发生脱水的危险大于成人,而且还可能危及生命。因此,了解婴幼儿脱水的症状和体征,并懂得如何应付,对家长来说十分重要。呕吐和腹泻是婴幼儿发生脱水的最常见原因。脱水的症状包括没有眼泪,皮肤、口舌发干,眼窝凹陷,尿量减少。一旦出现上述状况,就说明婴幼儿急需补水。

**安全喂养TIPS**

那么,婴幼儿应如何喝水?

婴幼儿时期,人体内的水分含量最高,按需水量与体重之比,这一时期是人一生中喝水量最多的时期,尤其是用奶粉喂养的婴幼儿比用母乳喂养的婴幼儿需水量更多。

婴幼儿的胃肠功能发育尚不完善,水中有毒物质很容易进入婴幼儿体中,而且婴幼儿对外来污染物抵抗力弱,因此,婴幼儿更需要饮用健康水。

婴幼儿需要从饮水中摄入的矿物质含量比正常人高,尤其要注意锌、钼、铜等微量元素的补充摄入。

婴幼儿应喝鲜榨果汁或水煮的水果水、蔬菜水,严禁饮用纯净水。

此外,妈妈还应该注意下列饮水禁忌:

●新生儿不能喂过甜的水

新生儿喂以 5% ~ 10% 糖开水为好,成人品尝时在似甜非甜之间。

●不要给宝宝喝冰水

大量喝冰水容易引起胃黏膜血管收缩,影响消化,刺激胃肠,甚至导致腹痛、腹泻。

●饭前不要给宝宝喝过多的水

饭前给宝宝喝水会稀释胃液,不利于食物消化,而且宝宝喝得胀鼓鼓的会影响食欲。恰当的方法是在饭前半小时,让宝宝喝少量水,以增加口腔内唾液分泌,帮助消化。

● 睡前不要给孩子喝水

年龄较小的孩子在夜间深睡后,还不能完全控制排尿。若在睡前喝水多了,容易遗尿。

● 久存的开水不宜给孩子饮用

室温下存放超过 3 天的饮用水,尤其是保温瓶里的开水,易被细菌污染,并可产生具有毒性的亚硝酸盐。

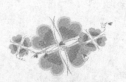

# 三、婴幼儿怎样吃更安全

前几年的"大头娃娃""三鹿奶粉""老酸奶添加工业明胶"等事件都给父母们敲响了警钟。孩子怎样吃才安全呢？其实，父母也不要草木皆兵，只要我们讲究科学，合理安排孩子的饮食，孩子就能健康平安地长大。

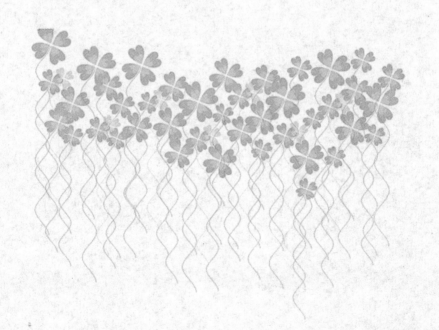

# 新生儿及婴儿安全喂养方案

## ❀ 新生儿及婴儿的安全饮食原则

宝宝出生后的一段时间内一直处于大脑的飞速发育期,需要大量相关营养素特别是优质蛋白的支持,然而此时宝宝的消化吸收功能尚不成熟,两者之间产生矛盾,易发生消化与营养的紊乱。如果不注意饮食安全,宝宝可能会生病,严重时还有可能出现智力发育不全的问题。

### 专家指导

新妈妈在喂养宝宝之前,首先应该了解一些新生儿及婴儿的安全饮食法则,按这些法则去喂养宝宝,宝宝会更加聪明可爱。
- 1~4个月的婴儿只吃乳类即可。
- 4个月以上婴儿及时添加辅食。

### 安全喂养TIPS

对新生儿和婴儿来说,母乳是他们最好的食物。母乳可调和新生儿及婴儿所需营养和消化系统这两方面的矛盾,是婴儿最理想的天然食品,对母亲和婴儿都有不可替代的作用。母乳能提供出生头4个月婴儿生长发育所需的全部营养素,其中蛋白质、脂肪、糖类比例适当,易于婴儿的消化吸收,母乳中的免疫成分还可预防疾病的发生。

妈妈在用母乳喂养宝宝时,首次喂哺时间越早越好,尽量在新生儿出生后半小时开始喂母乳。1~2个月的婴儿不必强调规律性,不必拘泥于时间。以后随着月龄的增长和乳汁分泌的增多,可适当延长喂奶间隔时间和减少喂奶次数。每次喂哺前应清洁乳头及给婴儿更换尿布;哺乳时间为每次15~20分;每次喂哺时应吸空一侧乳房,再吸另一侧,以刺激乳汁分泌。采取正确的姿势,坐位哺乳最适宜。喂哺后应将婴儿竖立,轻拍其背,排出咽下的空气,以免溢奶。为了给宝宝提供足够的优质母乳,母亲应注意保持充足的睡眠,摄取营养均衡的食物,保持心情愉快,特别注意不能随便服药,每天应较平时增加能量 2 926 ~4 180 千焦和水分 1 升 ~1.5 升。

## ❀ 人工喂养新生儿和婴儿

0 ~1 岁是人一生中生长最快的时期,因此,这一阶段的喂养至关重要。母乳是 4 个月以内婴儿最理想的食物,是其他动物乳类所不能替代的。如果母乳不足可以在母乳之外按需添加牛、羊乳或其他代乳品,人们将这种喂养方法称为混合喂养。母亲没有母乳,或因各种原因不能喂哺婴儿时,完全用牛、羊乳或其他合理的代乳品来喂哺婴儿,称为人工喂养。无论是混合喂养还是人工喂养,都必须根据婴儿的特点,注意采用科学的喂养方法。

**专家指导**

采用人工喂养或混合喂养宝宝时,要注意下面这几个方面:

● 新生儿和婴儿的用具要注意消毒

妈妈每次喂哺宝宝后的一切食具均应洗净并消毒。

● 奶液调配要适量

乳品和代乳品的浓度应按婴儿年龄和体重计算,按婴儿食欲调整,切忌过稀或过浓;冲奶时不能用沸水,而应用冷却到 40 ~50 ℃的热水;奶液应新鲜配制,以防变质。

● 喂哺时间要把握好

每日喂哺次数和间隔时间与母乳喂哺相近,小婴儿间隔时间可略长,约 4 小时。

● 喂养的食物温度要适宜

每次喂奶前必须试温,可将乳汁或代乳品滴几滴于手背试乳汁温度,以不烫手为宜。

● 避免吸入空气

妈妈喂奶时奶瓶斜度应使乳汁始终充满乳头,以免将空气吸入。喂后要将婴儿竖立,靠在大人的肩上,轻轻拍背几分钟,以防呛奶及吸入式肺炎。

● 选择合适的奶瓶

奶瓶以直式为好,易清洗,奶头软硬合适,奶头孔大小按婴儿吮吸力而定,以奶瓶盛水倒置水滴连续滴出为宜。

**安全喂养TIPS**

如果要人工喂养宝宝,就要选择适合婴儿生长发育的奶粉。市场上可供选择的优质代乳品琳琅满目,其中母乳化婴儿配方奶粉是目前最理想的代乳食物,其次是牛奶和羊奶。下面简要介绍以下代乳食品:母乳化婴儿配方奶粉是目前母乳的最好替代品,是仿照母乳成分来调整奶粉中各营养素的含量的,如降低某些矿物质的含量,强化铁及一些维生素,改善钙磷比例等。

前面已经介绍过增加辅食的重要性。那么,妈妈应该怎样为宝宝增加辅食呢?

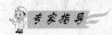

随着婴儿年龄的增长,对能量及各种营养素的需求也不断增加,这时无论母乳、牛乳或其他代乳品所含的营养素都不能满足其生长发育的需要,因此在继续喂母乳的同时,必须按时添加辅助食品,以满足婴儿生长发育的需要,并为断乳创造条件。要为婴儿增加辅食,首先要了解婴儿添加辅食的原则。

妈妈准备的辅食要均衡,各类营养素缺一不可,要经常变换花样,并要引导婴儿主动地去学习吃辅食的积极性。添加辅食必须遵循以下原则:

●原则一:种类从一种到多种

按婴儿消化能力及营养需要逐渐增加,应先试一种,观察 7 ~ 10 天后再考虑增添另一种。每次添加新的辅食后,应密切注意其消化情况,如发现大便异常或拒食等情况时应暂停喂哺此种辅食,待情况恢复正常后,再从开始量或更小量喂起。

●原则二:数量由少到多

每种食品应少量添加,并逐渐增加到所需量,避免引起婴幼儿消化功能紊乱。

●原则三:制作方法由稀到稠,由细到粗

妈妈为婴儿制作辅食时,食物的制作应精细,从流质开始,逐步过渡到半流质,再逐步过渡到固体食物。

●原则四:一些特殊情况不适合添加辅食

婴儿患病、天气太热或婴儿有腹泻、腹胀等消化不良情况时,应暂时停止添加新食品,避免引发或加重消化不良。

●原则五:根据婴儿的实际情况来增加辅食

由于婴儿个体差异大,应根据实际情况灵活掌握增添辅食的品种、数量及开始月龄。随时注意观察婴儿的大便。添加辅食后婴儿的大便次数会增多变稀,间隔时间变短,只要婴儿精神好,体重增加,就不必减量或更换食物。胡萝卜、绿叶菜喂给婴儿后,有时会以原来的形状和颜色排出来,这是正常的现象,不属于消化不良。

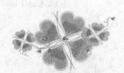

妈妈在喂养宝宝时,添加辅食不可着急,按年龄段添加:

1~3个月的婴儿,妈妈要为他添加辅食,主要是补充富含维生素 A、维生素 D 和维生素 C 的食物。1 个月时加鱼肝油滴剂(早产儿 2 周后可提早加),在两次喂奶之间添加鲜果汁和蔬菜汁。3 个月时可喂菜汤、菜泥汤、鱼汤,不宜吃糖、粥、淀粉类。

4~6个月的婴儿,由于这时的唾液分泌增加,唾液中的酶开始能消化淀粉类食物。婴儿的辅食应以泥糊状食物为主,以锻炼婴儿的吞咽、舌头前后移动的能力。食物性状从稀糊状过渡到稠糊状,例如米粉、米糊、米汤、蛋黄糊、土豆泥糊、水果泥、菜泥等。

7~9个月的婴儿,妈妈可添加一些较软的食物,锻炼婴儿舌头上下活动的能力,使其能用舌头和上腭碾碎食物。这一时期,妈妈也可逐渐添加一些肉类,如鱼肉泥、禽肉泥、肝泥、蛋羹、豆腐、碎菜等。

10~12个月的婴儿,这时的唾液分泌更加丰富,相应的胃肠道的酶类增多。这时妈妈应为婴儿选择一些能用牙床磨碎的食物,让他练习舌头左右活动,用牙床咀嚼食物。可添加烂饭、面、馒头、面包、水果等。

## 科学断奶的方法

所谓断奶是指婴幼儿中断吃母乳,逐渐将原来以乳类为主转变为以谷物、肉类、蔬菜等为主要饮食。尽管母乳是宝宝最好的天然食品,但喂食时间过长也极不妥。宝宝 8 个月后乳牙依次萌出,胃内的消化酶日渐增多,肠壁的肌肉发育得比原来成熟,咀嚼、消化功能也逐渐成熟,已能适应半流质或半固体食物的饮食。同时,随着婴儿长大,营养素的需要量相应增加,而此时母乳的量和营养成分已不能满足婴儿生长发育的需要。因此,妈妈们要学会科学地为宝宝断奶。如果未及时断奶,会使婴儿的恋乳心理加强,以致造成只肯吃母乳而不愿吃粥、饭及其他辅食,最终导致消瘦、营养不良等后果,严重者甚至还会影响智力发育。因此,及时断奶是不可忽视的问题。

妈妈们在断奶时,可以按下面的方法进行:

• 做好断奶的准备

断奶对宝宝和妈妈而言,都是一件大事,双方都要在心理和生理上对断奶这种行为做好准备工作。这种准备从 4~6 个月就可以开始了。在 4 个月时,就可以给宝宝科学地添加辅食,使宝宝逐步适应多种食物,将宝宝的口味由单一逐渐变为多样。自宝宝 6 ~ 8 个月起,逐渐减少哺乳的次数,为完全断乳做好准备。

- 选择适当的月龄来断奶

专家认为,婴儿长到 10 ~ 12 个月就可以完全断奶了。断奶过早,由于婴儿消化功能尚不健全,过多地添加辅食,会引起消化不良、腹泻或营养不良等后果。断奶过早或过晚,都对婴儿的健康成长不利。至于断奶的具体时间,妈妈要根据自己和宝宝的实际情况作出决定。

- 选择宝宝最佳身体状况时断奶

断奶后,宝宝的消化功能需要有一个适应过程,此时宝宝的抵抗力有可能略有下降,必须选择宝宝身体状况良好时断奶,生病期间更不宜断奶,可适当推迟断奶的时间。婴儿患病时消化能力减弱,这时断奶改喂其他食物会造成消化不良,同时还会影响婴儿的康复。

- 选择断奶的最佳季节

给宝宝断奶的最佳季节为春季和秋季。断奶会改变宝宝的生活方式和习惯,在春季和秋季断奶对宝宝的冲击较小。夏天宝宝出汗多,食欲也不好,消化吸收能力减弱,如再改变饮食种类和进食规律,就会引起消化功能紊乱,出现呕吐或腹泻。冬季是呼吸道传染病发生和流行的高峰期,易使孩子发生伤风感冒、急性咽喉炎,甚至肺炎等。因此,冬天不适合给孩子断奶。

**安全喂养TIPS**

在给宝宝断奶过程中,家长要更细心地照顾婴儿。给婴儿做较软的、碎的食物,以免因消化不良而腹泻;不宜吃油炸、油腻及生冷的食物;一天吃 4 顿饭为好,还要保证每天给予牛奶或其他乳制品 250 ~ 500 毫升。婴儿从断奶后,就需要做到平衡膳食,尽量多吃各种食物,以保证对热能与营养素的需要以及保持营养素之间的平衡。

## ❋ 婴儿喂养中的误区

### § 误区一:经常给宝宝吃葡萄糖

**专家指导**

很多家长把口服葡萄糖作为滋补品,长期代替白糖给孩子吃,牛奶、开水里都放葡萄糖。这种方法是不可取的。不加糖的牛奶不好消化,是许多家长的"共识"。加糖是为了增加糖类所供给的热量。还有的家长把糖与牛奶放在一起加热,殊不知这样加热,牛奶中的赖氨酸就会与糖在高温下(80～100 ℃)产生反应,生成有害物质——糖基赖氨酸。这种物质不但不会被人体所吸收利用,还会危害人体健康,尤其对小儿的危害更大。

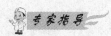

正确的方法是先把煮开的牛奶晾到温热(40～50 ℃)时,再将白糖放入牛奶中溶解。

### § 误区二:食用过咸的食物

咸味是人类四大味觉之一。咸味主要来自于食盐,也就是氯化钠。如果没有食盐,各种饭菜将没有味道,会严重影响食欲。

食盐是体内钠和氯的主要来源,钠和氯是人体内必需的无机元素,对维持体内的渗透压及酸碱平衡、维持神经肌肉的兴奋性及许多酶的活性都有重要作用。钠、氯在人体内吸收迅速,排泄容易,约90%以上从尿中排出,少部分从汗液排出。人的肾脏是体内调节水盐代谢的主要器官之一,通过尿液排出水分和盐,以维持体内恒定的水和钠浓度。但6个月以内婴儿,尤其是怀胎不满8个月的早产儿,肾脏生理调节功能不成熟,滤尿功能低,不能排泄过多的钠、氯等无机盐,排泄盐的能力较差。如果摄入盐过多,则会加重肾脏负担,肾脏长期负担过重,有引起成年后患高血压的可能。因此,6个月以内婴儿应避免吃咸食。

一般婴幼儿6个月后,肾脏滤尿功能开始接近成人,此时在逐渐添加的辅食中,可酌量给予咸食。健康儿童的排出量与摄入量大致相等,多食多排,少食少排,使体内钠、氯含量保持相对稳定。长期饮食偏咸,血液中钠的浓度就比较高,钠在内分泌作用的参与下,使小血管收缩,血压上升。钠盐过多,体内积蓄的水分也会增多,这样就增加了血容量,增加了心脏的压力,促使血压升高。因此,婴幼儿的食品不宜过咸,仅以满足其食欲即可。成人对食盐的耐受力比婴幼儿强得多,因此不能以成人的口味标准来衡量咸淡。婴幼儿6个月左右初食咸味食品时,宜淡不宜咸。

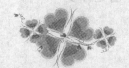

§ 误区三：将猪肉当成主打菜

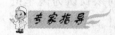

专家指导

　　婴儿每日蛋白质需要量较成人更多，婴儿越小，需求量就相对越高。因为他们不但需要蛋白质用以补充丢失的，而且用它来构成新的组织，以满足生长发育的需要。这一时期，婴儿不仅需要大量的蛋白质，而且对质的要求也很高，也就是说，要有足够的优质蛋白供给。

　　肉类是人类补充蛋白质最理想的食物之一。肉的种类很多，如畜肉、禽肉、鱼肉等。但一提到蛋白质，人们总习惯地想到了猪肉，在多数家庭中猪肉是餐桌上的主角。在小儿食谱中，若以猪肉为主，不仅食物单调、营养欠平衡，还会影响到小儿健康成长。

　　猪肉中蛋白质的含量不是很高，而脂肪含量却是最多的。如果小儿常吃猪肉，久之易形成肥胖；即使是瘦猪肉内的脂肪，其主要成分是饱和脂肪酸，过量食用也会造成血脂和胆固醇升高，而肥胖及高血脂均可诱发心血管疾病。再加上饱和脂肪酸还会影响人体对钙的吸收和利用，从而影响婴幼儿的生长发育。因此，猪肉并不最适合婴幼儿。

安全喂养TIPS

　　那么，哪种肉类最适合婴幼儿呢？比较来说，应该是鸡肉和鱼肉。各种肉类的蛋白质含量虽差不多，但鸡肉和鱼肉的纤维细嫩，含水量高，结缔组织少，易于咀嚼和消化，更重要的是，其蛋白质的化学组成更适合儿童的需要。并且，鱼类中的钙、铁含量较其他肉类高，海鱼中还含有碘，这些元素都对婴幼儿的健康成长起着至关重要的作用。需要特别指出的是，多选用鱼肉和鸡肉，并不意味着放弃猪肉等其他肉类。为了孩子的健康成长，一定要安排食物的多样化，使孩子的营养更趋合理、均衡。在婴儿 5 个月左右，就可添加鸡肉泥和鱼肉泥，之后，随着孩子消化系统功能和咀嚼功能的逐渐发育成熟，依次添加其他肉类，可慢慢向成人饮食过渡。

§ 误区四：喂宝宝肉汤更营养

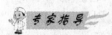

专家指导

　　婴儿 6 ~ 8 个月后，应添加鱼泥、肝泥、肉末。然而有的家长认为鸡肉、牛肉、鲜鱼、排骨煨成浓汤后，肉中的营养成分都溶解在汤中了，营养丰富，味道鲜美,能增进小儿食欲,再加上孩子小,嚼不烂,就只给孩子喝鱼汤、肉汤。等婴幼儿牙齿出齐后,已经能咀嚼炖煮烂熟的肉了,但有的家长认为肉里的营养成分所剩无几,还是只给小儿喝汤而不吃肉。实际上,这种做法很不科学。

鱼、鸡或猪肉煨成汤后,只有少量的脂肪、蛋白质被分解进入汤中,增加了汤的鲜美味道,而煮过的肉,鲜味确实是减少了一些,因此很多人认为肉中的营养物质都到汤里了。但实际上,汤中的营养成分并不理想。这些动物性食品的主要营养成分是蛋白质,蛋白质遇到高温很快就凝固了,所以大部分蛋白质仍留在肉内,汤中的蛋白质含量很少。肉中还有大量的脂肪、维生素和无机盐,显然,只给小儿喝肉汤,就不能满足孩子身体的营养需要。

此外,孩子习惯了饮汤,很少吃需要咀嚼的辅食,这使孩子的吞咽动作得不到应有的训练。即使在牙已经出齐的情况下,这些孩子也难将食物嚼碎,有时一吃固体食物就恶心,甚至呕吐。长期如此,便会造成消化吸收不良,导致孩子生长发育迟缓。

### 安全喂养TIPS

肉类中富含蛋白质,尤其是优质蛋白质,可促进小儿的生长发育,增强孩子的免疫力,减少各种疾病的发生,保证小儿健康成长。科学而经济的喂养方法,应该在补充动物性食物时,既要喝汤,又要吃肉。

### ❀ 科学服用鱼肝油和钙

为了使婴幼儿健康成长,家长一定要科学地给宝宝们补钙。

### 专家指导

婴幼儿正处于身体快速生长发育时期,骨骼的生长需要大量的钙,如果钙摄入不足就会使孩子的骨骼发育受到影响。缺钙会导致睡眠不佳、夜啼、多汗,严重时还会发生鸡胸、"O"型腿、"X"型腿等骨骼变形的症状。因此,应该注意及时给孩子补钙并加添适量的鱼肝油以促进吸收。

婴幼儿对钙的需求量较高,应保证膳食中有充足的钙。从膳食中补充钙,不会发生补充过多而产生不良反应,是一种安全的途径。因此,可以给孩子选用一些含钙高的食物,如奶及奶制品、豆及豆制品、虾皮、海带、绿叶蔬菜等。人体对一般食物中所含钙的吸收率在30%左右,因此从食物中摄取的钙难以达到适宜摄入量的水平。因此,在膳食外添加钙是一种补钙的适当方法。

虽然钙对婴幼儿如此重要,但钙的摄入量并不是多多益善。由于钙的吸收机理所限,摄入过高的钙,其超过的部分不但不会被身体吸收,还会影响其他有益金属元素如铁、锌等的吸收。维生素 D 摄入不足,可引起钙吸收障碍,因此要及时补充以利于钙的吸收。鱼肝油的主要成分是维生素 D 和维生素 A。维生素 A 可防止夜盲症和眼干燥症的发生,增强免疫力;维生素 D 能促进人体对食物中钙、磷的吸收,有利于小儿骨骼的生长发育。若维生素 D 摄入不足,会使钙、磷代谢失常,影响钙的吸收,导致发生小儿佝偻病。

**安全喂养TIPS**

小儿每天需要维生素 D 为 400～800 国际单位。母乳或牛乳中维生素 D 含量很低,不能满足小儿的身体需要。维生素 D 最安全、经济、有效的来源就是日光中的紫外线。新生儿大多又生活在室内,得不到日光中紫外线的照射,皮肤不能自然合成内源性的维生素 D。所以,在新生儿期就要补充鱼肝油,特别是冬春季出生的婴儿。一般足月新生儿在出生后两星期就可以每日给予少量鱼肝油和一些钙制剂。早产儿或双胎儿,添加鱼肝油时间可适当提前。值得注意的是,鱼肝油中含有较多的维生素 A 和维生素 D,过量食用会发生中毒,给小儿服用鱼肝油要严格掌握剂量,最好在医生的指导下使用。

随着年龄的增长,孩子的食物种类及数量不断地增加。维生素 D 作为一种食品强化剂广泛地应用于婴幼儿食品中,如鲜奶、奶粉、米粉、麦片、饼干等。如同时食用这些食品,每日鱼肝油的剂量就要适当减少,否则就有可能导致维生素 D 过量,所以应引起家长足够的重视。

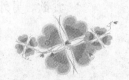

# 1~3岁幼儿安全喂养方案

## ❋ 1~3岁幼儿安全饮食法则

1~3岁的幼儿,虽然生长发育速度比婴儿期慢,但依然十分迅速,活动量大大增加,对营养的需要仍相对较多。幼儿期也是智力发育的关键时期,故保证其营养所需显得更为重要。另外幼儿期小儿一般已断乳,辅食逐渐代替母乳转为主食,因此要保证多种营养素及热量的合理供给。

**专家指导**

据调查,儿童的营养不良多发生在2~3岁,因此要对这时期幼儿的膳食安排给予充分的重视。一般应遵循以下原则:

● 合理搭配饮食

主食多样化,应粗细搭配;副食做到荤素搭配,使饮食中的营养素之间的比例要适合幼儿的需要。各种食物交替选用,可达到不同食物中营养素互补,又可变换口味,更好地兴奋食物中枢,引起胃液分泌,增进食欲,使孩子更容易接受,促进消化吸收和提高食物利用率的目的。同时,要注意蛋白质、脂肪与糖类供给量的比例要适当。

● 选择适当的食物

幼儿胃容量有限,必须选择营养素丰富、容易消化的食物。断乳后的幼儿,牛奶是其首选食物。乳类仍为1~2岁幼儿的重要食品,以每日500~600毫升为宜;2~3岁每日可给250~500毫升。此外还要保证一定量的畜、禽、鱼肉等,以保证足够蛋白质及能量的供给。为保证维生素A、维生素C、钙、铁、锌等营养素的摄入,应多食用黄绿色的蔬菜、新鲜的水果、紫菜、虾皮、海带、肝脏等。豆制品含蛋白质、钙、铁丰富,应多选用。但硬果类食物不适宜幼儿咀嚼消化。

● 烹制食物要合理

注意烹调方法,既要保证营养,又要注意食物的色香味,以增进孩子的食欲。另外,还要随着季节、气候的变化而变化。幼儿食物应切碎煮烂,以便于幼儿的咀嚼、吞咽和消化。鱼肉应去刺,禽肉应除骨,避免幼儿被梗塞或刺伤。花生等坚果类食物应先磨碎,做成泥糊状喂食,以免呛入气管。幼儿不宜多食油炸食物,口味宜清淡,更不宜吃刺激性的食物,如葱、姜、胡椒、辣椒等,也不宜多放味精、色素、糖精等调味品。

**安全喂养TIPS**

这一时期是宝宝建立和培养良好饮食习惯的关键时期,如果这一时期教养不当,不良习惯一旦形成,以后要改就非常困难。家长应以身作则,营造良好的餐桌氛围,养成定点、定时、定量进食的习惯,不偏食、挑食。吃饭时应有固定的场所、桌椅及专用餐具,逐渐让幼儿学会使用餐具独立进食。

## ❋ 危害1~3岁幼儿健康的食品

1~3岁这一阶段的宝宝脾胃不足,其消化腺发育还不成熟,部分消化酶分泌不足,消化功能弱,再加上小儿的神经系统发育不全,功能调节不足,总的来说,幼儿的咀嚼能力和消化功能虽然比婴儿期增强,但还不及成年人。因此,他们每日的膳食,应随着年龄而有所变化。

**专家指导**

宝宝的消化能力和对食品的适应能力尚未成熟,有一些食品对他们来说是不适宜的,家长在选择食物时要特别注意。宝宝不宜吃的食品主要有以下几大类:

● 油炸食物

这类食品不易消化,且营养素损失较多,经常食用这类食物对孩子的健康不利。

● 坚果类食品

这些食品脂肪含量高,质地坚硬,宝宝不易嚼碎,不易消化;而且稍不注意就有可能被宝宝呛入气管,造成窒息,危害甚大。因此,这类食物须经磨碎或制成酱后,再给幼儿食用,如花生、核桃和各种豆类等。

● 有刺激性或含咖啡因的食物

酒类、咖啡、浓茶、辣椒等这些刺激性或含咖啡因的食物对宝宝的神经系统发育是有害的。幼儿喝浓茶后易出现睡眠减少、精力过盛、身体消耗增大的弊病,影响其生长发育。

● 巧克力

婴幼儿食用巧克力过多,会使中枢神经处于异常兴奋状态,产生焦虑不安、肌肉抽搐、心跳加快的症状,还会影响食欲。

● 罐头食品

这些食品中往往含有防腐剂,经常食用对宝宝的生长发育有害。

● 含粗纤维的蔬菜

含粗纤维的蔬菜如芥菜、黄豆芽、黄花菜、芹菜等,2岁以下幼儿不宜食用;2～3岁可少量食用,烹调时还应切碎。

● 胀气食品

如洋葱、生萝卜、干豆类等胀气食品宜尽量少用。

● 咸鱼

咸鱼中含有大量的二甲基亚硝酸盐,食入后会转化为诱发癌症的危险因素二甲基亚硝胺。

**安全喂养TIPS**

2岁以下的幼儿消化器官还不成熟,吞咽活动也不太灵敏,许多食物需做适当加工。如带刺的鱼,带壳的虾、蟹、蛤类,带骨的鸡、鸭肉等都需去刺、去壳、去骨。带核的水果,如桃、杏、李、葡萄等最好做成果汁食用。如果小块生食,就要去皮去核,并保证卫生。

## ❋ 1～3岁幼儿要多食益智食物

**专家指导**

智力的高低主要由遗传决定,但营养、环境等因素对智力也有很大的影响。1～3岁的幼儿是智力发育的关键时期。脑细胞的发育,需要的营养物质不外乎蛋白质、糖类、脂肪、矿物质、微量元素及维生素类等,尤其是高质量的蛋白质。如果蛋白质的摄取数量不足,或质量达不到要求,就会对幼儿的大脑发育不利,从而影响记忆力和理解力。不饱和脂肪酸和磷脂也是大脑及神经系统发育必需的营养素。任何"营养保健品"都不可能包含以上所有营养物质,而只能补充一部分。

**安全喂养TIPS**

大脑的发育和良好的食物是分不开的,现代营养科学研究的成果证明,以下这些食物可有助于幼儿大脑发育及智力发展:

● 鸡蛋

鸡蛋营养丰富,含有丰富的蛋白质、脂肪、卵磷脂、维生素A、维生素$B_2$、维生素$B_6$、维生素D和铁、磷、钙、钾、镁、钠、硅等矿物质。鸡蛋中的蛋白质可提供极为丰富的必需氨基酸,其组成比例十分适合人体需要。

●牛奶

牛奶中的蛋白质以酪蛋白为主,还有乳白蛋白、乳球蛋白,都含有必需氨基酸,属优质蛋白质。牛奶中的脂肪含有油酸、亚油酸及卵磷脂,对脑髓的发育很有好处。

●鱼

鱼肉蛋白质的含量很高,达 15% ~ 20%,其中各种必需氨基酸的比例与婴幼儿的需要量相接近。鱼肉纤维较短,含水量多,易于消化吸收,其中含有的脂肪多为不饱和脂肪酸,在海鱼中含量尤其高,食用后有利于神经系统的发育。另外,鱼肉中钙、磷、碘、维生素含量较多。

●豆类及豆制品

对于大脑发育来说,豆类是不可缺少的植物蛋白质,黄豆、花生米、豌豆等都有很高的营养价值。

●禽肉

通常指鸡、鸭、鹅肉,含有 20% 的蛋白质,能供给多种必需氨基酸。

●动物脏器

动物的脑、心、肝、肾中含有丰富的优质蛋白质和类脂,动物的脑还富含卵磷脂,可促进小儿大脑发育。

●胡萝卜、猕猴桃、糙米和麦片等

这些食物含有充足的无机盐和维生素,对脑神经细胞更新、调节起重要作用;可补充脑力所消耗的营养,强化脑功能,提高人脑的灵敏度。糙米的营养成分比精白米多,如糯米、玉米、小米、红小豆、绿豆等,搭配食用能使孩子得到全面的营养,有利于大脑的发育。

## ❀ 安全健康喝酸奶

幼儿的生理特点是生长发育快,营养需求量大,消化功能不成熟,胃容量小。因此应选择富含营养素的食物。酸奶是用鲜牛奶或脱脂牛奶为原料,经消毒灭菌后,用纯培养的乳酸菌发酵而制成的,本质上属于牛奶的范畴,保存了鲜奶中所有的营养素,含有丰富的蛋白质、脂肪、矿物质。此外,酸奶中的胆碱含量高,还能起到降低胆固醇的作用。因此孩子在 2 ~ 3 岁时就可以饮用酸奶。

### 专家指导

幼儿饮用酸奶,有哪些好处呢?

●酸奶营养素、能量密度高,易于消化吸收

酸奶中含有活的乳酸杆菌和乳酸,使肠道内酸度增高而抑制腐败菌的繁殖,使肠道更加健康。牛奶中的乳糖是一种不太好消化的糖,因此很多人喝牛奶后肚子不舒服、腹胀甚至腹泻,而酸奶由于乳酸菌的发酵作用,大部分的乳糖被分解掉了。在某些方面酸奶和人奶很相似,易于消化,特别适合于消化系统不成熟的婴幼儿。

● 提供丰富的钙

酸奶中的钙和矿物质虽没有发生变化,但经过发酵可提高钙、磷的吸收和利用率。

● 提供丰富的益生菌

益生菌是有益于人类生命和健康的肠道细菌,如双歧杆菌等乳酸菌。乳酸菌可促进体内消化酶的分泌和肠蠕动,清除肠道垃圾,抑制腐败菌的繁殖,还可以提高人体的免疫功能,特别是可预防腹泻或缩短慢性腹泻的持续时间,减少急性腹泻的发病率。酸奶治疗腹泻要比抗生素更好,因为饮用酸奶可以减少抗生素耐药性的发生。酸奶能提高抗生素对致病菌的敏感性,因此非常有益于幼儿的健康。

● 促进大脑发育

酸奶中含半乳糖,半乳糖是构成脑、神经系统中脑苷脂类的成分,与婴儿出生后脑的迅速成长有密切关系。两岁之前是脑发育的关键时期,此时保证充足的能量和半乳糖供应,对促进婴幼儿生长发育有良好作用。

● 预防小儿便秘

酸奶可促进肠道蠕动,缩短食物在消化道内的停留时间,从而减少便秘的发生。

**安全喂养TIPS**

酸奶对幼儿虽然有很多好处,但不可空腹饮用。饮用酸奶后,不可同时服用氯霉素、红霉素等抗生素,治疗腹泻的药物以及磺胺类药物。饮用后要及时用白开水漱口,以免发生龋齿。半岁以下的宝宝不宜喝酸奶,因为酸奶含钙量较低,酸奶中由乳酸菌生成抗生素,在抑制和消灭很多病原体微生物的同时也破坏了人体有益菌的生长条件,影响正常的消化功能。患肠胃炎的婴儿和早产儿服用酸奶,还可能引起呕吐和坏疽性肠炎。而且,过早地给宝宝喝酸奶也会养成他们对甜食的偏好,对健康不利。

## ❀ 吃鸡蛋有学问

鸡蛋的营养丰富,含有蛋白质、脂肪、卵黄素、卵磷脂、维生素和铁、钙、钾等人体所需要的矿物质,是人人皆知的滋补食品,被营养学家们称之为完全蛋白质的模式。鸡蛋便于储存,烹调方便,因此许多家长经常给孩子吃鸡蛋,但对孩子来说,并非鸡蛋吃得越多越好。

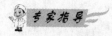 **专家指导**

鸡蛋对幼儿来说是一种益智食品,应该经常食用。鸡蛋中含有大量卵磷脂,蛋黄中的卵磷脂经肠道消化酶的作用,释放出来的胆碱,直接进入脑部,与醋酸结合生成乙酰胆碱。乙酰胆碱是神经传递介质,有利于智力发育,改善记忆力。同时,蛋黄中的铁、磷含量较多,均有助于脑的发育。

幼儿体内各种脏器都很脆弱,消化系统尚未发育完善,所以食用鸡蛋必须适量。幼儿肠壁的通透性较高,鸡蛋蛋白的蛋白分子较小,有时能通过肠壁直接进入幼儿的血液,使幼儿对异体蛋白分子产生过敏反应。蛋白质的代谢产物主要由肾脏排出。幼儿每天所需的蛋白质有限,鸡蛋食入过多,鸡蛋中的蛋白质会加重肾脏和胃肠的负担。肾脏是通过泌尿来维持人体内水、电解质和酸碱平衡的重要脏器,同时还是一个内分泌器官。

**安全喂养TIPS**

小儿处于生长发育阶段,其肾脏功能也处于一个不断完善的过程,比较娇嫩,容易受损。胃肠负担过重,就会导致消化吸收功能障碍,引起消化不良和营养不良。因此,对小儿而言,鸡蛋是一种难以消化的食物,不能吃得太多。1~1.5岁的小儿,每天不超过1个鸡蛋;1.5~2.5岁的幼儿可以每天吃1个鸡蛋;2.5~3岁的孩子,每天可以再添加1个鸡蛋。

若其他肉类吃得多,则鸡蛋的摄入量还要减少,这样才会对孩子的健康成长有利。假如孩子的粪便中,发现有蛋白状的物质,则说明婴儿的肠胃不大好,不能很好地吸收蛋白质。这时,最好把蛋黄加入其他食物中一起喂食。如果婴儿正在出疹,则暂时不要吃蛋,以免增加胃肠负担。另外,鸡蛋还具有发酵特性,儿童的皮肤如有生疮化脓,吃了鸡蛋会使病情加剧。各种食物的营养成分是不一样的,不能把鸡蛋作为唯一的动物性蛋白质的食物来源。给孩子吃鸡蛋,一定要煮熟,以吃蒸蛋为好,不宜用开水冲鸡蛋。开水冲的鸡蛋,由于鸡蛋中的细菌和寄生虫卵不能完全被烫死,容易引起腹泻和寄生虫病等多种疾病。

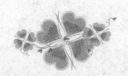

# 4~6岁幼儿安全喂养方案

## ❀ 4~6岁幼儿的安全饮食法则

随着年龄的增长,胃的容积不断扩大,消化吸收能力慢慢向成人过渡,但消化系统尚未发育完善,胃液酸度低,肠道消化酶的含量比成人少,消化食物的能力较成人差。

**专家指导**

这一阶段的幼儿一定要遵循下面的饮食法则:

• 饮食平衡

4~6岁的儿童新陈代谢旺盛,活动量大,所需热量可达到 5 858~7 113 千焦。热量的摄取要注意饮食平衡,食物类别多样,荤素菜搭配,粗细粮交替。对孩子不喜欢吃的食品,不要强迫,可以采用变换蔬菜品种、烹饪方式和搭配等方法让他们慢慢接受。

• 多吃富含营养的食物

多吃如肝类、海带、紫菜、核桃和花生等食物,少吃辛辣刺激的食物。

• 食品应温度适宜、软硬适中

温度适宜、软硬适中的食物才易被儿童消化吸收。

• 增进食欲

孩子好奇心强,容易被食物的色彩和外形影响。烹调还须讲究色香味,以引起儿童兴趣,促进其食欲。家长可提供多种食物,允许孩子在营养价值相似的情况下选择,在一定程度上"听其自然",让孩子有选择食物的自由。创造清洁、整齐、安静、舒适的进餐环境,进餐时不要责备孩子,保持愉快、宽松的气氛。

**安全喂养TIPS**

培养健康饮食习惯。良好饮食习惯对人体的健康有着非常重要的作用。培养宝宝良好的饮食习惯是保证宝宝营养均衡、身体健康、精神愉快、

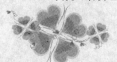

身心正常发育的重要前提。幼儿在饮食上容易受到家长不良饮食习惯的影响，所以家长应以身作则，营造良好的餐桌氛围，为儿童树立健康饮食习惯和良好进餐礼仪的榜样。对于偏食挑食的孩子，要告诉他吃某些食物的好处和不吃的坏处。宝宝对一些刚刚食用的食品不习惯，家长应带头吃同样的食物，给孩子做个榜样。

## ❋ 4～6 岁幼儿饮食禁忌

4～6 岁幼儿，可逐渐食用与成人一样的食品。为了保证儿童的正常生长发育和健康，有些食品儿童不宜多吃，否则会给儿童的生长发育和健康带来危害。

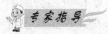

下面这几种食品对 4～6 岁幼儿的生长发育和健康会带来危害：

- 多油、煎炸过的不易消化的食品

这些食品都应根据不同情况慎重食用。

- 辣椒、咖喱等刺激性食品和酒、咖啡、浓茶、可乐等兴奋饮料

这些食品对中枢神经系统有较强的兴奋作用，对人体有潜在的危害。由于宝宝各组织器官尚未发育完善，抵抗力和解毒功能弱，危害会更大一些。

- 罐头食品

罐头食品在制作过程中都要加入色素、香精、甜味剂、防腐剂等添加剂。因为儿童发育尚未成熟，肝脏解毒功能还不完善，这些添加剂对儿童健康影响较大，而且由于保存期的需要，罐头食品都经过高温杀菌，食品中的营养素特别是维生素流失严重。

- 巧克力、麦乳精等

含脂肪和糖太多的食品只能偶尔作为点心食用，不宜多用，更不宜当做正餐使用。这些食品的糖残留在儿童牙齿间隙，容易转化为酸性物质，会使牙齿组织疏松、脱钙溶解，严重时造成龋齿。

- 皮蛋和传统方法制成的爆米花等含铅高的食物

铅对婴幼儿的神经系统、造血系统和消化系统的危害很大，易造成儿童生长发育迟缓、抗病能力下降。腌制皮蛋的原料中含有氧化铅或盐铅，所以皮蛋中也含有少量的铅。而传统爆米花机铁罐内和封口处有一层铅或铅锡合金，铁罐加热后，铅便被疏松的米花所吸附，从而使爆米花含铅量过高。

- 肥肉

儿童过量食用肥肉，不仅会造成肥胖，而且会影响钙离子的吸收，久之

可能造成体内钙的缺乏。

● 泡泡糖

泡泡糖中的增塑剂含有微毒性,在嘴里长时间含着,很容易把胶基咽下去,对儿童健康有不良影响。

● 彩色食品

彩色食品在制作中添加了人工合成色素,这种物质会干扰人体内的正常代谢和多种活性酶的正常功能,蓄积在体内还会导致慢性中毒;过多食用还可能妨碍神经系统的功能,导致儿童多动症。

● 果冻

果冻类食品并非来源于水果,而是用塑型剂如琼脂、卡拉胶和海藻酸钠等加上少量人工合成果味香精、着色剂、调味剂等制成的。吃得过多会影响对蛋白质、脂肪的消化吸收,也会降低对铁、锌元素的吸收,对儿童生长发育不利。

### 安全喂养TIPS

为幼儿选择食物时,最好能选择碱性食物,碱性食物有益幼儿的健康生长。食物有酸性食物和碱性食物之分,但并不是以口感来分辨食物酸性和碱性。从营养学讲,酸性食品和酸味食品完全不同的两种食品。那么,什么是酸性食物? 食物中所含的磷、硫、碘等无机盐元素在人体内氧化后,成为带阴离子的酸根,如磷酸根、硫酸根,属于酸性。凡是含有带阴离子酸根的食物,可使体质表现酸性的食品就叫酸性食物。酸性食物有米、面、大麦、花生、肉类、鱼虾、蛋类,还有白糖、甜食、糖果、啤酒、白酒等。

现代对食物的酸碱搭配原则有所忽视,许多人也分不清两者之间的差别,大量偏食酸性食品,使血清等体液酸性化,成为酸性体质,出现抵抗力差、容易感冒、皮肤粗糙、大便秘结等轻微酸中毒症状。更严重的是,还会影响大脑功能,引起记忆减退、思维下降,使人感到头晕、疲乏无力。小儿长期偏食酸性食物,对生长发育不利,表现为易哭闹、烦躁,影响智力发育,严重时导致精神孤独症等。

食物中所含的钙、钠、镁、铁、锌等无机盐元素在人体内氧化后,成为带阳离子的氧化物,属于碱性。凡是含有这些带阳离子金属元素较多的食物,就叫碱性食物,如菠菜、萝卜、马铃薯、海带、白菜、甘蓝、黄豆、豆制品、四季豆、莴苣、芹菜、油菜、茶叶、牛奶等。西瓜、橘子、苹果、香蕉、葡萄等水果,能使体液呈弱碱性。另外,番茄、山楂、柠檬、食醋等食物,它们虽略带酸味,但摄入体内,不会使体液呈酸性,属于碱性食物。蜂蜜虽然吃起来是甜味,但其中无机盐也含钙、铁、镁、铜等,也是弱碱性食物。

人的体液在正常情况下呈弱碱性(PH 值为 7.35 ~ 7.45)。体液酸碱度能否保持相对平衡,与饮食习惯有直接关系。如今,随着生活水平的提高,人们一般对食物的营养成分较重视,而幼儿则通过口感来决定对某些饮食的喜好,忽视了酸碱合理搭配。为保证幼儿的健康成长,必须注意食物之间的搭配,保持人体内的酸碱平衡。

## ❀ 幼儿春季进补营养的原则

为促进儿童生长发育,妈妈应该对宝宝进行科学合理的进补,在膳食中要根据幼儿的需要适当加强营养。专家指出,为了进补营养,妈妈们应注意以下几个方面。

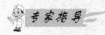

● 选用滋补食物

春季,细菌、病毒等致病微生物活跃,是孩子患麻疹、水痘等传染病的高峰期,故需借助滋补食物提升孩子的免疫系统实力,增强其抗病能力。为宝宝选用一些"药食同源"的食物,如大枣、桂圆肉、蘑菇、香菇、木耳等。这些食物营养丰富,味甘性平,只要适量进食,可提高身体的免疫力。

● 多吃含钙丰富的食物

这一阶段的孩子生长发育速度依然较快,身体对钙的需求量也很多。饮食上应给宝宝多选用鱼、虾、田螺、河蚌、鸡蛋、骨头汤、酥鱼、排骨、芝麻酱、紫菜、豆类及豆制品、虾皮、肉类、动物内脏、牛奶等食物。为了增加钙的吸收,应增加孩子户外活动,使其多接触阳光,有利于体内维生素 D 的合成,促进钙的吸收。同时,提供含维生素 D 较为丰富的食物有蛋、奶、动物肝、海产品等。

● 适当增加优质蛋白质

宝宝生长发育需要适量的优质蛋白质,所以,副食上应增加鸡蛋、鸡肉、鱼虾、牛肉、奶制品及豆制品等,主食上多选用大米、小米、红豆等。

● 多吃水果及新鲜蔬菜

多吃水果及新鲜蔬菜以满足幼儿对维生素及矿物质的需求,避免发生"春季易感症",如口角经常发炎,齿龈易出血,皮肤变得粗糙等。应多食用芹菜、菠菜、油菜、番茄、青椒、甘蓝、花菜、胡萝卜、山芋、马铃薯等蔬菜。另外,医学家发现,常年食用野菜的人比不吃野菜的人身材平均高 10%,这是因为野菜中富含各种维生素。所以,小儿还应适当吃些野菜。五月份,野菜有荠菜、香椿、苜蓿、苋菜等,其中胡萝卜素、维生素 C、维生素 $B_2$ 及钙含量高于普通蔬菜数倍至数十倍,可酌情食用。维生素都有怕高温的特点,为减少其流失,蔬菜烹调可多样化,最好用猛火,时间不宜长,一次不要烧得太多,以现做现吃为好。

● 提供必需量的脂肪

脑组织中含有两种不饱和脂肪酸,它们是大脑的主要组织成分,缺乏脂肪将会影响宝宝的智力发育。由于体内不能自行合成,所以应注意从食物中摄取。

**安全喂养TIPS**

在保证一日三餐的同时,下午可为宝宝增加一次点心。五月份后将进入夏令时节,白天延长,吃晚饭时距离中午相隔6~7小时,血糖有下降趋势,应在下午加一次点心,以补充热量。

## ❊ 预防铅中毒从饮食入手

铅是一种对人体没有任何生理功能,却具有神经毒性的重金属元素,主要损害神经系统、造血系统、血管和消化系统。铅的毒性作用在血铅水平很低时就已经存在了。

**专家指导**

与成年人相比,由于儿童对铅具有高度敏感性,而且铅对儿童心理、智力、身体发育等方面造成的损伤是不可逆的,这就使得对铅中毒的预防变得更为重要。所谓儿童铅中毒并不是临床意义上的症状性中毒,而是表示体内的血铅含量已经处于损害儿童健康的危险水平。也就是说,儿童铅中毒就是儿童血液中含有的铅超过了国际权威机构规定的量,不管是否有相应的临床症状、体征和其他血液生化变化。据统计,孩子体内铅有80%~90%是从消化道摄入的。

**安全喂养TIPS**

那么,如何从饮食入手预防儿童铅中毒呢?

● 补充含钙、铁、锌丰富的食物

钙、铁、锌这3种元素可减少铅在人体内的吸收。牛奶、虾皮、油菜等食物含有丰富的钙,瘦肉、肝脏、鸡蛋、血豆腐等含有丰富的铁,瘦肉、动物内脏及牡蛎等食物含有丰富的锌,在日常饮食中,应多给孩子们补充。

● 适量摄入高蛋白质食物

蛋白质能和铅结合成可溶性络合物,促进铅通过尿从人体内排出。质量较高的蛋白质食物有肉类、蛋类、奶及奶制品和大豆制品。

● 吃些高纤维食物

纤维可阻碍金属离子的吸收,但同时高纤维也会阻碍无机盐及一些有益的微量元素的吸收,如钙、铁、锌等,因此不宜多吃。芹菜、韭菜、海带等植物性食品中膳食纤维含量较高。

● 多吃排铅食品

除上述食物外,苹果、胡萝卜、绿豆汤、金针菇及含维生素 C 丰富的蔬菜水果等都是有助于排铅的食品。

● 不吃太多的油脂

因为油脂可加速有机铅的吸收。

● 不吃含铅高的食品

松花蛋、爆米花、劣质的罐头饮料和食品等都是含铅高的食品。

● 养成良好的饮食习惯

定时进食,避免空腹时铅在肠道吸收率成倍增加,不挑食,不偏食。

## ❀ 理智选择强化食品

所谓强化食品就是根据人体的营养需要,调整食品中营养素的含量,使食品更适于人体营养需要的一种食品深加工。市场上强化食品类型繁多,品种丰富,如牛奶、代乳粉、饼干、饮料、面包等,令人眼花缭乱。

**专家指导**

那么,怎样给孩子吃强化食品呢?

从营养学的角度,最好的方式是根据孩子的生理特点,从自然食品中摄取孩子生长发育所需要的各种营养成分,给婴幼儿吃大自然提供给人类的各种食物,这是为儿童提供营养所必须遵循的原则之一,即自然法则。如果孩子能合理饮食,完全可以均衡地获得机体所需要的各种营养物质,则无须服用强化食品。同时也要知道,强化食品确实对机体某些方面有积极的作用,是文明社会人类饮食营养发展进步的必然,也是增进儿童健康的营养干预手段。

**安全喂养TIPS**

妈妈在给宝宝吃强化食品时,不能一刀切,应根据自己宝宝的具体情况来决定,必须注意以下几个方面:

● 针对性

首先要清楚孩子所需要或者缺乏的养分,最好经过医生检查、确诊,再有针对性地选用相应的强化食品。如果孩子偏食、挑食或膳食中某种或几种营养素供给不足或缺乏时,不仅要增加富含这种营养素的食品,还可以采用添加某种营养素的食品。

● 平衡性

注意强调各种养分的补充比例必须合理,不能偏补或过补。人体只有处在各类物质均衡的状态中才能保持健康,单方面地强化某一方面的功能,势必打破机体的平衡。食物中各种营养素之间有着十分复杂的关系,如摄入过多的钙就会影响锌的吸收,影响各元素之间的平衡,会不利于孩子的健康,因此原则上小儿膳食要平衡。

● 适量性

有些维生素及矿物质如供应过量,就引起毒性反应,不仅对小儿无益,反而对身体健康不利。如维生素D食用过量,就会引起维生素D中毒。家长如盲目地选购各种各样的强化食品给婴幼儿食用,就有可能发生中毒的危险。家长应仔细阅读食品外包装上所标明的营养素含量。如遇几种食品中强化营养素是一样的,就只能选购一种,否则对幼儿有害无益。

● 安全性

注意选购质量合格,符合卫生标准的强化食品。购买强化食品时一定要去正规商场,选用国家批准、卫生部门验收合格的产品,同时注意食品标签上的保存期限。

● 有效性

维生素C等营养素遇空气易被氧化,因此食品包装开启后,应尽快吃完。通常罐装奶粉开启后不能超过一个月,袋装奶粉开启后不宜超过半个月,否则,就会因强化营养素失效而不能起到促进儿童健康的作用。

总而言之,强化食品既不是营养药,也不是防病的保健品,家长不能将其看作一般食品而随意给孩子食用,必要时要主动接受医生的指导,以防出现偏差。

## ❀ 宝宝护眼食品大揭秘

俗话说:“眼睛是心灵的窗户。”古人也说过:“目为五官之首。”眼睛对人的重要性,由此可见一斑。

**专家指导**

引起儿童近视的因素有很多,除了遗传和用眼卫生的原因外,饮食也是其中的一个重要方面。有关资料调查显示,多数近视患者血钙偏低,维生素A缺乏,血清蛋白和血红蛋白偏低,钙、锌、铬等微量元素缺乏。因此,科学安排日常饮食,对保护宝宝的眼睛也能起到很大的作用。

那么,为了保护宝宝的眼睛,我们应该吃哪些食物呢?

● 富含维生素 A 的食物

维生素 A 是对视力最有好处的维生素。缺乏维生素 A 的时候,眼睛对黑暗环境的适应能力减退,严重的时候容易患夜盲症。维生素 A 还可以预防和治疗眼干燥症。维生素 A 比较好的食物来源有:动物的肝脏、蛋黄、牛奶、菠菜、韭菜、胡萝卜、苋菜、青椒、红心薯、柑橘、杏、柿子等。

● B 族维生素族含量丰富的食物

维生素 $B_1$ 是视觉神经的营养来源之一;维生素 $B_2$ 就是我们常说的核黄素,它能保证角膜、视网膜的正常代谢。B 族维生素族缺乏,会导致视觉疲劳、眼睛畏光、流泪、视力减弱、眼帘痉挛、角膜炎等症。含 B 族维生素族丰富的食物有瘦肉、动物肝脏、干酪、酵母、牛奶、蛋类、小麦胚芽、豆类等。

● 富含维生素 C 的食物

维生素 C 是组成眼球晶状体的成分之一。如果缺乏维生素 C 就会使晶状体混浊,严重者易患白内障。因此,应该在每天的饮食中注意摄取含维生素 C 丰富的食物,如新鲜蔬菜和水果,其中尤其以青椒、黄瓜、菜花、小白菜、鲜枣、柑橘、梨等含量最高。

● 富含维生素 E 的食物

维生素 E 有抗氧化的功能,可抑制晶状体内的过氧化脂质反应,使末梢血管扩张,改善血液循环,对治疗某些眼病有一定辅助作用。但幼儿不宜服用维生素 E 制剂,要通过日常饮食来补充。维生素 E 的主要来源是各种植物油。

● 富含蛋白质的食物

蛋白质是组成肌肉的基本物质,当然也是形成眼睛的睫状肌的物质基础。缺乏蛋白质视力极易疲劳。婴幼儿要摄入足够的蛋白质,瘦肉、动物内脏、鱼虾、奶类、蛋类、豆类等食物含有丰富的蛋白质。

● 富含钙质的食物

据调查统计,近视患者普遍缺钙。钙与眼球的形成有着密切的关系。人体缺钙时,保持眼球形状的外壳巩膜的弹性就会减弱,时间长了就会导致近视。眼部肌肉的收缩与缺钙也有密切关系,长期缺钙会引起眼部肌肉麻痹,有时还会发生痉挛。豆类、绿叶蔬菜、虾皮、牛奶等食物中的含钙量都比较丰富。

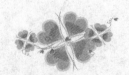

● 微量元素不可忽视

微量元素在人体内含量虽然很低，但缺乏它们，新陈代谢将难以进行，对儿童的视力不利。微量元素如锌、铬、钼、硒等，也参与眼睛内各种物质的代谢，调节其生理功能，不可忽视。

● 少吃甜食

据日本有关专家测定，甜食可以加剧近视眼的发展。甜食可使眼内一些组织的弹性降低，一次性大量摄入甜食使血糖升高，易令晶状体变凸，从而使屈光度增加，容易引发近视。再加上糖类是一种酸性食物，大量摄入会消耗体内的碱性物质及维生素 $B_1$，从而造成视力发育不良或导致视力下降，不利于视力的维护。孩子们大多爱吃甜食，但要适可而止。

● 形成良好的饮食习惯

不合理的饮食习惯也会导致视力下降。饮食结构单一，婴幼儿易有偏食的不良习惯。而偏食则会使营养素的摄入不均衡，因为不同食物中所含营养素有所不同，偏食会使很多有益的营养素摄入不足。良好的饮食结构应该是多样化的食物、均衡的营养素，而不是偏重于某几种食物。所以孩子应从小养成不挑食、不偏食的饮食习惯。

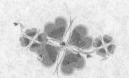

# 四、解析婴幼儿食物过敏和食物不耐受性

　　婴幼儿食物过敏和食物不耐受性均是由婴幼儿饮食不当引起的。所谓食物过敏是指某些食物引起的反复规律发作的婴幼儿身体过敏的病症,常见的有湿疹、荨麻疹、哮喘、支气管炎、呕吐、腹泻等症状;食物不耐受是一种复杂的变态反应性疾病,它的发生是免疫系统把进入人体内的某种或多种食物当成有害物质,从而针对这些物质产生过度的保护性免疫反应,产生食物特异性 IgG 抗体,IgG抗体与食物颗粒形成免疫复合物,可能引起所有组织发生炎症反应,并表现为全身各系统的症状与疾病。这两种病对婴幼儿的健康成长极为不利,父母千万不能掉以轻心。

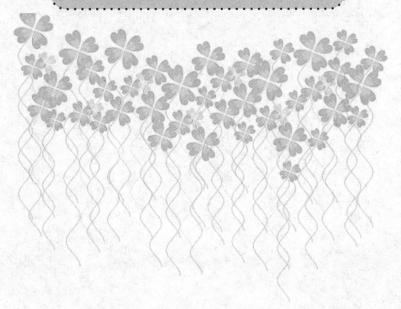

# 婴幼儿食物过敏

## ✿ 解析婴幼儿食物过敏

婴幼儿食物过敏是指婴幼儿由于进食某种食物后造成的不良反应,这种反应有呕吐、腹泻及皮肤起疱等症状。轻度食物过敏会慢慢好转,严重的食物过敏能引起喉头水肿而造成窒息、急性哮喘大发作、过敏性休克,如果不进行及时有效的抢救,有可能导致死亡。因此,家长对婴幼儿食物过敏不能掉以轻心。

**专家指导**

婴幼儿的食物过敏反应发病率明显高于成年人,6 岁以下的婴幼儿有 1% ~3% 会对食物过敏。其实,食物过敏反应是一种复杂的变态反应性疾病。通常,过敏反应大部分为即时型和迟发型两大类,大部分食物过敏都属于即时型反应,一般发生在进食后的几分钟至 1 小时之内,严重者可能会在 1 分钟内就发生过敏性休克;而迟发型过敏反应则需要几小时或 1 天后,甚至 2 ~3 周后才会发生。

食物过敏的症状和病情轻重,可以因人、因物而表现出不同的症状:

消化系统:恶心、腹胀、腹部剧痛、腹泻、口臭、打嗝、胀气。

皮肤系统:湿疹、荨麻疹、皮肤干燥、黑眼圈。

神经系统:烦躁易怒、坐立不安、注意力不集中。

呼吸系统:憋气、胸闷、刺激性咳嗽、呼吸困难、流清水鼻涕。

视听系统:视物模糊、眼睑水肿、眼结膜充血、流泪、听觉失灵、口齿不清。

生殖系统:外生殖器水肿、瘙痒。

如果家里的宝宝出现了上述的症状,家长一定要及时带宝宝去医院。

**安全喂养TIPS**

那么,哪些食物会引起宝宝过敏呢?

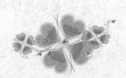

蛋白质类:鱼、虾、贝类、鸡、鸭、蛋、豆制品、牛奶等。

淀粉类:面粉或米类制作的食物、各种坚果、蚕豆等。

蔬菜类:苋菜、灰灰菜、土豆、莴苣、蘑菇等。

水果类:最多见的是菠萝。因为菠萝中含有一种菠萝蛋白酶,会使个别幼儿在吃了菠萝后发生过敏,从而发生消化道的变态反应。

妈妈在喂宝宝上述食物时一定要注意宝宝的反应,如果发现不适,应马上采取措施。

## ❁ 引起婴幼儿食物过敏的元凶

婴幼儿食物过敏的危害巨大,严重者甚至造成死亡。那么,引起婴幼儿食物过敏的元凶有哪些呢?

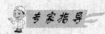 专家指导

婴幼儿食物过敏不仅与基因有关,还受后天生活方式、环境因素影响,而后者是可以改变的。专家认为,目前唯一有效的办法是严格避免吃引起过敏的食物。如是单一食物过敏,应将其从饮食中完全排除;多食物过敏者,要由营养师对家长进行专门营养指导。

引起过敏的主要食物是鸡蛋、牛奶和花生,其中花生过敏最为严重,持续时间最长。由于婴幼儿消化道黏膜保护屏障发育不全,过敏性疾病多在婴儿早期出现,常发生于 3 岁以下的婴幼儿,1 岁内最多,4~6 个月为高发年龄段。

研究发现,遗传在食物过敏中起了主要作用。父母中一方有各种过敏性疾病表现的,子女发病率为 37% ,而父母双方均有的,则高达 62% 。

此外,4 个月内添加辅食的婴幼儿过敏危险性是晚加辅食者的 1.35 倍。食物可能是婴幼儿接触的最主要环境过敏原。

另外,婴儿早期出现的湿疹、红斑风团、瘙痒等与过敏性疾病有关。有过敏性皮肤病的小儿食物过敏的发生率高达 90.5% 。而有皮肤症状的食物过敏患儿不吃过敏食物后,全部症状缓解。专家建议,反复出现湿疹等皮肤症状的婴儿应首先考虑是不是食物过敏。

安全喂养TIPS

如果父母有食物过敏史,怀孕后期要提防曾让自己过敏的食物,以免让孩子通过母乳间接过敏。建议固体食物的加入最好延迟到 6 个月之后,特别是动物性食物,切忌在婴儿食物中过早加入花生、大豆等。

## ❋ 婴幼儿食物过敏解疑

● 问题一:易造成婴幼儿过敏的食物有哪些

食物中所含的过敏原可能存在一定的相互交叉性。简单地说,就是对某种食物过敏的人对另一种食物也会过敏,这是因为这两种食物含有相同的致敏原,从而导致了不同的食物会发生相同的食物变态反应。比如,对牛奶过敏的人可能对羊奶也过敏,就是这个道理。会交互反应的食物包括:香料和芹菜;花生和黄豆;牛奶和羊奶;牛奶和肉类。

而最能引起婴幼儿过敏的食物有奶制品、柑橘类水果、鱼和贝类、鸡蛋、坚果、花生、黄豆、豌豆、扁豆、小麦、虾、玉米、浆果类水果、番茄、巧克力、芥末、芝麻、猪肉、酵母以及人工色素、防腐剂、抗氧化剂、香料等。

最不容易造成过敏的食物有:苹果、梨、胡萝卜、杏、桃、芦笋、莴苣、菜花、南瓜、枣、甘薯、大麦、燕麦、米饭、鸡肉、牛肉、羊肉、葵花子油、鲑鱼等。

● 问题二:如何确定婴幼儿对哪种食物过敏

宝宝一旦出现过敏现象,就要先回想宝宝过去24小时吃过哪些东西,一一过滤、剔除。

如果宝宝有食物过敏的征兆,家长首先将宝宝吃的每样东西记录下来,最好连续3天。然后,从宝宝最常吃的食物中,选出最可疑的过敏食物。连续两周内不要让宝宝吃这种可疑过敏食物。如果没有观察到任何变化,再试试下一种可疑食物,直到你认为有可能引起过敏的每样食物都试过。

家长也可将宝宝过敏的经历和医师讨论,再搭配客观的检验,如皮肤测试与血清特异性免疫球蛋白E的检查,找出会对宝宝造成过敏的食物。

确定过敏原因后,要避免再继续给宝宝吃这些食物,以及与之有交叉过敏反应的食物,以降低发生过敏的概率。

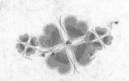

# 婴幼儿食物不耐受性

## ❀ 解析婴幼儿食物不耐受性

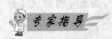 专家指导

　　所谓食物不耐受是一种复杂的变态反应性疾病。人的免疫系统把进入人体的某种或多种食物当成有害物质,从而针对这些物质产生过度的保护性免疫反应,产生食物特异性 IgG 抗体、特异性 IgG 抗体与食物颗粒形成免疫复合物,可引起所有组织(包括血管)发生炎性反应,表现为全身各系统的症状与疾病。研究表明,食物不耐受的影响可遍及全身各系统,多数食物不耐受的患者表现为胃肠道症状和皮肤反应。

　　引起婴幼儿食物不耐受的主要有以下 8 种食物:花生及花生制品、贝壳类产品(虾、蟹、龙虾、小龙虾等)、鱼类(海水鱼及淡水鱼类)、蛋类及蛋类制品、乳类及乳类制品(奶酪、酸奶及发酵制品)、坚果类(杏仁、胡桃、山核桃、巴西果、榛子等)、大豆及大豆衍生物、含面筋的谷物类产品(小麦、黑麦、燕麦等)。

## ❀ 解析婴幼儿乳糖不耐受症

　　该病是新生儿吸收不良综合征的一部分,又称为糖类不耐受。该病是由于小肠先天性缺乏消化酶,或继发于肠道感染后,使小肠壁黏膜上皮细胞受损伤,致消化酶暂时缺乏,导致吸收运转功能障碍,产生以腹泻为主,并可致生长发育迟滞甚至停滞的一种综合征。

专家指导

　　婴幼儿乳糖不耐受性可分为:乳糖酶缺乏症、葡萄糖-半乳糖不耐受症和继发性双糖酶不耐受症。

　　乳糖酶缺乏症为小肠黏膜绒毛缺乏乳糖酶,不能充分水解乳糖成半乳糖和葡萄糖,乳糖滞留在肠中,被肠道细菌酵解成乳酸和二氧化碳,并使肠

道内渗透压紊乱,发生含气性腹泻。其中原发性者多有家族史,较多见于母乳喂养儿(因人乳中乳糖含量高于牛乳中含量)。表现为出生后不久开始腹泻,每天数次甚至十几次,大便稀黄、蛋花汤样或黏稀便,含大量泡沫,并有酸奶味。多伴腹胀,排气较多。轻者不影响食欲和生长发育,重者可发生脱水、酸中毒甚至生长发育迟缓。偶可发生短暂的肠绞痛,哭闹不安,瞬间即止。年龄稍长,添加辅食后症状逐渐好转。

继发性者见于各种病因所致的感染性腹泻损害小肠黏膜。本病是小儿慢性腹泻发病的重要因素之一。因绒毛膜细胞修复需要一定的时间,腹泻可长达 1 ~ 2 个月才能治愈。

葡萄糖-半乳糖不耐受症原发性者是一种极少见的常染色体隐性遗传病。病因是肠壁上皮细胞葡萄糖运转障碍所致。表现为新生儿自哺乳后早期即出现严重的腹泻,甚至喂以葡萄糖水后也出现腹泻。继发性者多继发于肠黏膜严重受损后,在慢性腹泻持续数周后,每喂以葡萄糖水即加重病情。

继发性双糖酶不耐受症是双糖酶受抑制,临床表现为顽固性腹泻。

### 安全喂养TIPS

治疗继发性双糖酶不耐受症的方法为停喂乳类,轻症者可改喂酸牛奶,因乳汁酸化后其中乳糖含量减少,或提早增加谷类辅食如米糊、米汁、麦片等,相应减少乳类食品,轻症病例可以好转。对葡萄糖、双糖不耐受者,还应限制含葡萄糖、蔗糖饮食,改用以黄豆为基础的配方乳,如爱儿素或爱宝素。乳糖酶不耐受症的治疗方法是在乳类中加入乳糖酶,将乳汁中乳糖分解后再喂患儿。母乳喂养儿于每次喂母乳后立即喂服乳糖酶,剂量则依缺乏程度而定。

## ❋ 婴幼儿怎样预防食物不耐受

食物不耐受与遗传因素关系非常密切。对于那些父母双亲或单亲是食物不耐受患者的婴幼儿,其患病概率比其他婴幼儿要高。

### 专家指导

预防食物不耐性,可注意下面这几个方面:母乳喂养的妈妈应哺乳 1 年甚至更长时间;在哺乳期间,可以选择食用低过敏的配方食品作为高危婴幼儿的母乳补充剂。母亲在哺乳期间应该避免食用花生及其他坚果,而且视情况避免食用鸡蛋、牛乳、鱼。婴儿出生半年后才喂固体食物,1 年后喂乳制品,2 年后食鸡蛋,3 年后吃花生等坚果。在怀孕期间除花生外,可以考虑不忌口,忌口的母亲应该考虑补充矿物质和维生素。

如何解决食物不耐受呢?知道自己的宝宝对某些食物不耐受以后应该怎么解决呢?很简单,不需吃药打针,只要调整饮食。现在已有专门针对食物不耐受患者的健康管理方案。根据检测结果,将食物分为禁食、轮替食用和安全食用3类并分别对待,针对每个人制订出专门的科学食谱,进行饮食调整,指导日常饮食。

**安全喂养TIPS**

不仅要避免不耐受食物,对含有不耐受食物成分的各类食物也要避免。举例来说,如果宝宝对牛奶不耐受,那么所有含奶食品像冰淇淋、奶油类食品等都不能吃。一定要严格遵守医生为宝宝作出的限食计划,才有可能真正缓解症状。

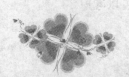

## 预防、解决婴幼儿食物过敏的方法

### ✳ 预防婴幼儿食物过敏的注意事项

由于婴幼儿肠胃的吸收及消化功能差,如果饮食不慎,最易引起食物过敏。那么,预防婴幼儿食物过敏应注意哪些事项?

**专家指导**

婴幼儿出生后,最好用母乳喂养。母乳中含有多种对过敏有制约作用的免疫球蛋白及多种抗体,对预防过敏有好处。而且母乳饮食较单纯,基本不吃杂品,这对防止婴幼儿食物过敏也有好处。

对未满周岁的婴儿,不宜喂养鱼、虾、螃蟹、海味、蘑菇、葱、蒜等易引起过敏的食物。婴儿在增加新食物时,一定要一样一样分开添加。在每添加一种新食物时,要注意观察有无过敏反应,如出疹、瘙痒、呕吐、腹泻等;一旦出现过敏反应,应停止这种食物一段时间,然后再试用。切忌多种新食物一起添加,而分不清过敏源。

婴儿在喂食后,应立即将口角周围的食物残液擦干净,以防止出现食物残汁皮肤过敏。

**安全喂养TIPS**

授乳的妈妈除注意营养外,最好也不要吃高危致敏食物。用牛奶喂养的婴儿,如出现过敏,应立即停用,改用人乳、羊奶、豆浆、代乳粉等食物。

为了预防食物过敏,家长可从婴儿时期添加辅食进行训练。婴儿进食,不仅可摄取更多营养,而且还有锻炼进食能力、提高食物适应能力之作用,是预防厌食和偏食的重要途径。为此,在婴儿3个月后,就可着手进行添加辅食的训练。须知,婴儿在试食一种新食物时,常有拒食、不合作表现,这是婴儿的防御本能,不能看作是过敏反应,不必着急。正确的做法是,如婴儿拒食,可停喂两三天,在他饿后再试喂,连喂几天,使他适应并产生喜食后,再换新的食物。在这过程中,如婴儿反复出现同一症状,停喂后症状好转,

应怀疑婴儿对该食物过敏,可去医院做诊断。另外,提醒家长注意,有食物过敏的婴儿往往脾气急躁,对食物耐受性差,家长切忌采取粗暴逼食手段,这会加重婴儿厌食心理,甚至造成吞咽困难。

那么,怎样喂食才安全呢?

给婴儿添加辅食要掌握先素后荤,由少到多,由细到粗,由稀到稠的渐进原则。在婴儿6~7个月时,辅食重点是试食鱼肉等,为断乳期做准备,以合理营养代替母乳,确保营养平衡。对婴儿添加食物应经试食——适应——喜欢这一过程后,再转入新食物的试食,这样可以发现婴儿有无食物过敏,以减少盲目选择食物带来的不良后果。同时,新食物的试食量开始要少,约5~10毫升,主要观察婴儿有无过敏,以后可逐渐增大食量至30~40毫升。但同种食物一次不要喂得太多,过量地进食单一食物也是诱发食物过敏的原因之一。特别强调的是,过量的糖类、脂肪、化学添加剂、盐、味精对婴儿均百害无一利,因此,婴儿辅食中绝对不要加盐和味精等调味品,而应尽量选用高钾低钠的食物作为婴儿的营养补充。

## ❀ 护理家中过敏婴幼儿的高招

下面这两种方法对护理过敏的婴幼儿十分有效。

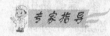
专家指导

● 做过敏原检查

如果怀疑自己的宝宝可能存在食物过敏症,父母应该把宝宝带到有条件的医院进行过敏原检查。这种检查只需抽取1毫升血,然后采用酶联免疫吸附法进行检测,大约3小时后就可得到结果。

检查一般要做14项,主要针对牛肉、鸡肉、鳗鱼、玉米、螃蟹、鸡蛋、蘑菇、牛奶、小麦、坚果、大豆、贝类等食物。结果是阳性,显示对某种食物过敏以及对此种食物的过敏程度。根据检测结果,医生将宝宝的食物分为3级,即禁食、交替食用、安全食用,并为宝宝制订出科学的食谱。

● 制订限食计划

一定要严格按照医生的要求去做,绝不能因担心宝宝少吃了某些食物,会影响身体健康而半途而废。尤其要引起注意的是,如果必须禁食某种食物,那么对含有这种过敏成分的其他食物也要坚决避免。比如,宝宝对牛奶过敏,那么所有含有奶类的食品,像冰淇淋、奶油、蛋糕、饼干等都不能吃。

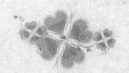

安全喂养TIPS

　　为了不影响宝宝成长,家长可考虑用其他食物来代替所禁食物,以保证宝宝身体对蛋白质的摄入。如果宝宝不喝牛奶可以改喝豆浆,身体同样也可以得到足够的营养。

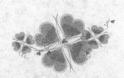

# 五、婴幼儿营养不良的解决之道

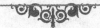

　　婴幼儿营养不良是指摄食不足或食物不能被充分吸收利用，导致能量缺乏，不能维持正常代谢，迫使机体消耗，出现体重减轻或不增、生长发育停滞、肌肉萎缩的病症。严重的营养不良会导致婴幼儿死亡。父母一定要仔细观察、照顾好自己的孩子，防止出现营养不良。

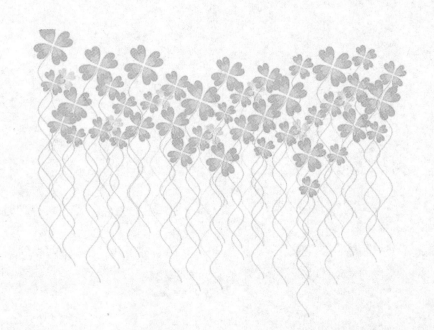

# 婴幼儿营养不良的信号

## ❀ 了解婴幼儿营养不良的信号

许多家长通常把消瘦、发育迟缓乃至贫血、缺钙等营养缺乏性疾病作为判断宝宝营养不良的指标。这一方法虽然可靠,但病情发展到这一步,宝宝的健康已经遭受到一定程度的损害,这时才补充营养,只能是杯水车薪,效果不好。

其实,宝宝营养状况滑坡,往往在疾病出现之前,就已有种种信号出现了。父母若能及时发现这些信号,并采取相应措施,就可将营养不良扼制在"萌芽"状态。

### § 信号一:情绪变化

**专家指导**

美国儿科医生的大量调查研究资料显示,当宝宝情绪不佳、发生异常变化时,应考虑体内某些营养素缺乏。

**安全喂养TIPS**

宝宝郁郁寡欢、反应迟钝、表情麻木,提示体内缺乏蛋白质与铁质,应多给宝宝吃一点水产品、肉类、奶制品、畜禽血、蛋黄等高铁、高蛋白质的食品。

宝宝忧心忡忡、惊恐不安、失眠健忘,表明体内 B 族维生素不足,此时补充一些豆类、动物肝、核桃仁、马铃薯等 B 族维生素丰富的食品大有益处。

宝宝情绪多变,爱发脾气则与吃甜食过多有关,医学上称为"嗜糖性精神烦躁症"。除了减少甜食外,多安排点富含 B 族维生素的食物也是必要的。

宝宝固执、胆小怕事,多因维生素 A、B 族、维生素 C 及钙质摄取不足所致,所以应多吃一些动物肝、鱼、虾、奶类、蔬菜、水果等食物。

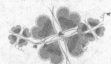

### § 信号二：行为反常

**专家指导**

营养不良也可引起宝宝行为反常。这种行为反常包括不爱交往、行为孤僻、动作笨拙、夜间磨牙、手脚抽动、易惊醒等。

**安全喂养TIPS**

不爱交往、行为孤僻、动作笨拙，多为体内维生素 C 缺乏的表现。在饮食中添加富含此类维生素的食物，如番茄、柑橘、苹果、白菜与莴苣等为最佳食疗食物。这些食物所含丰富的酸类和维生素，可增强神经的信息传递功能，缓解或消除上述症状。

行为与年龄不相称，较同龄宝宝幼稚可笑，表明体内氨基酸不足，可增加高蛋白质食品如瘦肉、豆类、奶、蛋等。

夜间磨牙、手脚抽动、易惊醒，常是缺乏钙质的信号，应及时增加绿色蔬菜、奶制品、鱼肉松、虾皮等。

喜欢吃纸屑、泥土等异物，称为"异食癖"，多与缺乏铁、锌、锰等微量元素有关。海带、木耳、蘑菇等含锌较多，禽肉及海产品中锌、锰含量高，应是此类宝宝理想的"盘中餐"。

过度肥胖。以往常将肥胖笼统地视为营养过剩。最新研究表明，营养过剩仅是部分"胖墩儿"发福的原因。另外一部分胖宝宝则是起因于营养不良。具体说来就是因挑食、偏食等不良饮食习惯，造成某些"微量营养素"摄入不足。"微量营养素"不足导致体内的脂肪不能正常代谢为热量散失出去，只得积存于腹部与皮下，自然宝宝就会体重超标。

因此，对于肥胖儿来说，除了减少高脂肪食物（如肉类）的摄取以及多运动外，还应增加食物品种，做到粗细、荤素之间合理搭配。

### ❋ 解析婴幼儿营养不良的原因

营养不良是由于各种原因所致能量和（或）蛋白质缺乏的一种营养缺乏症，常伴有各种器官的功能紊乱，主要见于 3 岁以下婴幼儿。如以能量供应不足为主，表现为体重明显减轻、皮下脂肪减少者称为消瘦型；如以蛋白质供应不足为主，表现为水肿者称为水肿型；介于两者之间者为消瘦–水肿型。目前就全世界范围而言，营养不良仍是 5 岁以下儿童发病和死亡的主要原因之一。

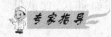

要想解析婴幼儿营养不良，首先要了解营养不良的病因。造成营养不良的原因主要有以下几种：

• 长期摄入不足

食物供给不足。处于贫困地区，不能供给足够的食物以满足小儿生长发育所需的能量和营养物质。喂养不当。常由家长缺乏喂养知识引起，如母乳不足而未及时添加其他乳品；人工喂养调配不当（奶粉配制过稀或炼乳、麦乳精喂养）；长期以淀粉类食品（米糊、奶糕）为主食；母乳喂养时间过长而未及时添加辅食或骤然断奶等。不良饮食习惯和其他一些精神因素。

• 疾病因素

消化吸收障碍。消化系统解剖或功能上异常，如唇裂、腭裂、幽门梗阻、迁延性腹泻、过敏性肠炎、肠吸收不良综合征等。感染。长期发热，各种急、慢性传染病（麻疹、伤寒、结核等）后的恢复期，肠道寄生虫病等均可致分解代谢增加、食物摄入减少及代谢障碍，是引起营养不良的常见原因。慢性消耗性疾病。糖尿病、大量蛋白尿、烧伤、甲状腺功能亢进、恶性肿瘤，均可致患儿代谢消耗过多或需要量增加。

• 先天不足

早产、多胎、宫内营养不良、宫内感染、先天性代谢缺陷病等。

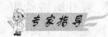

对于营养不良患儿要积极寻找病因，针对病因进行预防和治疗，以期尽早治愈。

## ❀ 营养不良的临床表现

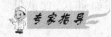

下面分别介绍一下这几种营养不良的临床表现：

• 消瘦型营养不良

多见于1岁以内婴儿。其最早出现的症状是体重不增，继之体重下降，皮下脂肪和肌肉逐渐减少或消失，久之可引起身长不增，智力发育落后。皮下脂肪减少的顺序为：首先是腹部（皮下脂肪层厚度可作为判断营养不良程度的重要指标之一），其次为躯干、臀部、四肢，最后为面颊部。严重者面部皮肤皱缩松弛、干瘪似"老头"，头发干枯，对外界刺激反应淡漠，体温低于正常，心率缓慢，心音低钝，呼吸浅表，全身肌张力低下，腹部如舟状，食欲低下，常出现饥饿性腹泻，表现为大便量少、频繁、带有黏液。

● 蛋白质严重缺乏所致水肿型营养不良

这种类型的营养不良又称恶性营养不良病，常见于 1～3 岁幼儿。由于水肿，故不能以体重来评估其营养状况。水肿可由足背的轻微凹陷到全身性，常伴肝大，毛发稀疏，易脱落，呈暗棕色、红色或黄白色。躯干及四肢常见过度色素沉着及角化的红斑疹，严重时全身受压处可有表皮脱屑。常伴有舌乳头萎缩、念珠菌口炎。

● 消瘦-水肿型营养不良的临床表现介于上述二者之间。

安全喂养TIPS

了解了营养不良的临床表现，为了预防婴幼儿营养不良，我们还要了解营养不良的程度。临床上根据轻重程度不同将婴幼儿营养不良分为 3 度：

● 第一度营养不良（轻度）

体重比正常降低 15%～25%，身高尚正常。腹部及胸、背部的皮下脂肪层变薄，肌肉不结实，面色正常或略苍白，各器官功能改变不明显，精神状态如常。

● 第二度营养不良（重度）

体重减少 25%～40%，身长低于正常。腹部和躯干部的皮下脂肪近于消失，四肢、臀部和面部明显消瘦，皮肤苍白而干燥，弹性差，肌肉变薄松弛。食欲缺乏，消化能力显著减低，常伴有消化功能紊乱。逐渐失去对周围环境的兴趣和活泼性，常哭闹，睡眠不安，运动功能发育迟缓。

● 第三度营养不良（极重度，又称萎缩症）

体重减少 40% 以上，身长明显落后于正常。全身皮下脂肪几乎消失或完全消失，肌肉萎缩，皮包骨头，面部出现皱纹，眼窝凹陷，皮肤苍白干燥，失去弹性，有时可见紫癜。体温常低于正常，四肢冷，呼吸浅弱，心音低弱，心率缓慢。食欲明显低下或消失，消化和吸收能力极度减低，常有饥饿性腹泻，有的亦可见便秘或腹泻与便秘交替出现。对外界反应极差，精神萎靡，表情淡漠，有时不安多哭，哭声低弱。智力发育落后。常发生低血糖或水肿，易患感染性疾病。

家长在养育营养不良的婴幼儿时，要根据营养不良的程度进行食补、食疗，使宝宝能够健康成长。

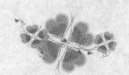

## ✿ 婴幼儿营养不良的危害

营养不良的危害巨大,下面就听专家们介绍一下。

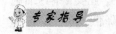 专家指导

● 危害一:营养不良会造成新陈代谢失常

蛋白质:蛋白质摄入不足数天后,即造成蛋白质合成减少,继之血清中转铁蛋白、维生素 A 结合蛋白和前白蛋白减少,肌肉蛋白质含量也减少。随着病情进展,肝脏蛋白质合成和血浆氨基酸浓度均下降。当血浆总蛋白含量(或质量浓度)每升小于 40 克,白蛋白每升小于 20 克时,可发生低蛋白性水肿,且大多数必需氨基酸下降,血浆尿素浓度降低,尿中尿素排出明显减少。

糖类:由于糖原储存不足或消耗过多,血糖常降低,如糖原异生作用增强可使血糖维持正常。轻度低血糖症状常不明显,重者可引起昏迷甚至猝死。

脂肪:体内脂肪大量消耗致血清胆固醇浓度降低;水肿型由于体内脂肪消耗超过肝脏代谢能力,致大量三酰甘油在肝脏累积,造成肝脏脂肪浸润及变性。

水、盐:由于脂肪大量消耗,细胞外液相应增加;低蛋白血症可进一步加重水肿,并可有低钠、低钙、低镁血症及代谢性酸中毒。

体温调节:由于热量摄入不足,皮下脂肪较薄,散热快,血糖低,氧耗量、脉率和周围血循环量减少,所以体温偏低。

● 危害二:营养不良会造成组织器官功能低下

消化系统:消化系统最为突出,营养不良时常有显著的消化系统损害,而胃肠道功能障碍又可加重营养不良,造成恶性循环。由于肠壁变薄,黏膜皱褶减少甚至消失,上皮细胞及绒毛萎缩;胃肠道的消化液和酶分泌减少,酶活性降低,肠道蠕动功能减弱,除严重影响消化功能外,杀菌力减弱,易发生菌群失调而致感染和腹泻。

循环系统:由于心肌细胞浑浊肿胀变性,导致心肌收缩力减弱,心排血量减少,血压偏低和脉搏细弱。

泌尿系统:由于肾小球和肾小管功能差而致肾浓缩功能降低,尿量增多和尿比重下降。

神经系统:易导致运动功能减弱,学习能力和智力下降。

● 危害三:营养不良会抑制免疫功能

营养不良患儿易发生各种感染,免疫功能损害是感染的主要原因。由

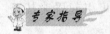
于蛋白质合成减少,胸腺、淋巴结、扁桃体及脾萎缩,机体各种免疫因子缺乏,免疫系统的各个环节均受到不同程度的影响。非特异性免疫功能,如皮肤黏膜屏障功能、多形核白细胞吞噬功能、补体含量和功能等均减低;体液免疫功能 IgG、IgM、IgA 浓度降低,并可有 IsG$_2$ 和(或) IgG$_4$ 亚类缺陷;细胞免疫功能明显降低。由于营养不良,患儿免疫功能全面降低,易并发各种感染。

## ✿ 营养不良的诊断

目前尚无统一的营养不良诊断方法,根据小儿的年龄、喂养史,临床上有体重下降、皮下脂肪减少、全身各系统功能紊乱及其他营养素缺乏的症状、体征及实验室检查,严重营养不良诊断一般不困难。但轻症或早期营养不良患儿常易漏诊,即使经过认真细致的体格检查仍难以确诊,需依靠精确的饮食史、定期生长检测和营养评估及较敏感实验指标,才能确定诊断。

**专家指导**

目前最常用的诊断指标有以下三项:
- 体重低下

体重低于同年龄、同性别人群正常值的均数减 2 个标准差,但高于或等于均数减 3 个标准差为中度;低于均数减 3 个标准差为重度。此指标主要反映儿童有慢性或急性营养不良。
- 生长迟缓

身高低于同年龄、同性别人群正常值的均数减 2 个标准差,但高于或等于均数减 3 个标准差为中度;低于均数减 3 个标准差为重度。此指标主要反映过去或长期慢性营养不良。
- 消瘦

体重低于同身高、同性别人群正常值的均数减 2 个标准差,但高于或等于均数减 3 个标准差为中度;低于均数减 3 个标准差为重度。此指标主要反映近期、急性营养不良。

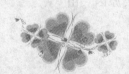

# 怎样预防婴幼儿营养不良

## ❀ 预防婴幼儿营养不良的方法

**专家指导**

预防婴幼儿营养不良，主要从新生儿开始进行科学喂养。婴儿期尽量采取母乳喂养，特别是早产儿更应设法母乳喂养。母乳不足可采用人工喂养或混合喂养，并按时添加辅助食品。

**安全喂养TIPS**

治疗婴幼儿营养不良，首先是调整饮食，轻、重度营养不良患儿，因消化能力尚好，可给予易消化的食物，并供给大量维生素，尽可能使糖、脂肪和蛋白质的比例符合 3：2：1，每日每千克体重供给热量 170～250 焦耳。若消化与吸收良好，每隔两三天酌情适当增加。其次是给患儿服用各种消化酶，如胃蛋白酶、胰酶，以帮助消化，同时口服维生素 $B_1$、维生素 $B_6$ 与维生素 C 等。中医推拿捏脊疗法也有一定疗效。极重度营养不良者应住院治疗。

为婴幼儿制定科学的生活规划，纠正不良的生活习惯，保证有充足的睡眠时间，进行合理的室外活动，锻炼身体。这样能促进食欲，有助于消化能力的提高。患儿若同时患有其他慢性疾病的，应积极给予治疗，消除病因后，营养不良的情况会得到改善。

## ❀ 警惕婴幼儿营养不良性贫血

所谓营养不良性贫血是指因缺乏造血所必需的营养物质而引起的贫血。婴幼儿时期是这种症状的高发时期，尤其是 3 岁以下的婴幼儿。那么，怎样预防营养不良性贫血呢？

**专家指导**

正常人体血液中的红细胞充满了血红蛋白，它的主要成分是蛋白质及铁。孩子出生后的主要饮食是奶类，一般不容易缺乏蛋白质。铁则不然，无论是母乳还是牛奶制品，含铁量都不高。若父母不注意在婴幼儿的饮食中增加含铁的物质，就容易发生缺铁性贫血。同时，如果孩子长期腹泻、呕吐、食欲缺乏，或有慢性疾病等，致使铁的排出消耗量增加，也会引起婴幼儿营养不良性贫血。

临床上，我们常把血红蛋白在 8～12 克/毫升时称为轻度贫血，6～8 克/毫升为中度贫血，6 克/毫升以下为重度贫血。轻度贫血的孩子一般只表现为脸色苍白、精神稍有低迷、爱缠人、食欲缺乏、体质弱、时常发烧感冒等，父母多以为是孩子的情绪问题，容易造成疏忽。但中度以上贫血的症状则较为明显，患儿的脸色煞白，精神萎靡，烦躁不安。有的患儿还有异食癖，常喜欢吃墙皮、煤渣、火柴、纸等异物，并出现腹泻、呕吐等消化不良症状，同时伴随呼吸脉搏加快，肝脏增大等。重度患儿甚至出现心力衰竭、心脏增大、手脚水肿、胸闷气短等症状。还有患儿出现体力、智力上现严重倒退现象，本来会说话、会站、会走路，病后都不会了，而且头发出现枯黄、稀疏，哭时无眼泪，大便干燥，化验检查时可发现不同程度的红细胞及血红蛋白下降，白细胞及血小板也急剧减少，还可能出现严重的出血症状。

治疗营养不良性贫血症的根本是补充相应的造血物质，即铁剂及维生素 $B_{12}$。一般治疗 1 周左右就会有明显效果，但用药并非长久之计和最有效之法，造血原料的供给根本来源于食物，这是家长们必须牢记的。不少父母只知道给孩子吃母乳，认为母乳是最好的营养品，但到 1 岁该断奶时由于宝宝哭闹而不忍心断奶，也不添加饭菜辅食，这样的孩子最容易出现营养不良性贫血。因此，家长们要科学育儿，不能一味溺爱和顺从婴幼儿的意愿。

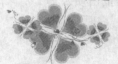 安全喂养TIPS

研究表明，鸡蛋黄及青菜里含有丰富足量的铁，动物肝脏的含铁量也较高，所以，可以给婴幼儿适量增加蛋黄、动物肝脏、青菜等食物，如果是吃奶阶段，则可研泥服用。摄入的原则是循序渐进，要一样一样地添加，不可急于求成，超过孩子消化能力，反而容易引起宝宝消化功能紊乱。

下面推荐几例家庭可常做的食物的做法，以治疗婴幼儿营养不良性贫血症：

生猪骨或羊骨 250 克，枸杞子 15 克，黑豆 30 克，大枣 10 枚，加水煎熬。去骨后视宝宝食量分数次服用。

猪胃一个、黄芪 60 克，冰糖适量，炖熟后分数天服用。

羊肉 500 克煮熟研泥，山药 500 克研泥，然后加入用肉汤煮透的粥内。

把莲子带芯磨成粉，加入桂圆肉、冰糖，按常法煮粥服用。

龙眼肉、炒枣仁各 10 克,芡实 12 克煎水服。

## ❀ 预防婴幼儿缺锌的方法

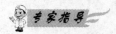 **专家指导**

　　锌与钙、铁等元素一样,在人体内具有重要的生理功能。尤其是对婴幼儿来说,锌元素关系到孩子身体、智力的发育及免疫功能的健全,所以防止小儿缺锌已越来越引起人们的重视。

　　婴幼儿缺锌的主要表现是厌食或食欲减退,嗜食异物(包括土块、煤渣、火柴头等),贫血,生长发育迟缓,容易反复发生呼吸道感染等。如出现上述异常表现,应及时带孩子到医院去诊治。目前,儿科临床上含锌制剂很多,如硫酸锌、氧化锌、葡萄糖酸锌、生物酵母锌等。至于怎样服用,应在医生指导下进行。

**安全喂养TIPS**

　　在家庭饮食中,如果能合理搭配食物,不挑食、不偏食,一般不会导致缺锌。母乳喂养的婴儿,一般不需要补锌。日常生活中的食物,如海产品中牡蛎、鱼类含锌量较高;动物性食物中瘦肉、猪肝、鸡肉、牛肉等也含一定量的锌。另外,豆类、坚果等都是补锌的好食品。如果能经常给小儿增加些含锌量高的食品,一般不会发生缺锌。提醒哺乳期的母亲和婴幼儿应尽量减少味精的摄入量,因为味精是引起缺锌的祸首之一。

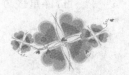

# 解决婴幼儿营养不良的方法

## ✿ 婴幼儿营养不良的治疗

如果家有营养不良的宝宝,家长应采取祛除病因、调整饮食、营养支持和积极治疗并发症的综合治疗措施。下面听专家讲一讲怎样治疗。

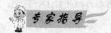 专家指导

● 查明病因

关键在查明病因,针对病因,积极处理,如矫正不合理喂养方式、治疗原发病以及各种并发症。

● 营养治疗

营养治疗对营养不良的婴幼儿来讲是最重要的。

首先,要选择好食物。原则是选择高热量、高蛋白并有丰富的维生素及其他营养成分的食物。营养不良时,其基础代谢率和营养素需要量均减少,消化道也适应低营养的摄入,因此,在营养重建过程中,应根据营养不良的程度、消化能力和对食物耐受情况逐渐增加热量和营养物质的供应量。小婴儿尽量用母乳,无母乳者可用牛乳、羊乳或其他代乳品如豆粉、鱼粉等,不宜仅喂植物蛋白。加糖量应由低到高,如耐受良好,可加糖8%~10%,应注意及时添加辅食如蛋、菜泥、水果及淀粉类食物,较大婴儿和幼儿除淀粉类食物外,应给予豆制品、蛋、鱼、肉及煮烂的蔬菜、水果等。应在原有饮食的基础上逐渐增量或改变饮食内容,但食物种类不宜变换过频,应遵循由少到多、由简单到复杂的原则,使患儿逐渐适应,以免导致消化功能紊乱,使病情加重。

其次,要补充热量。轻度营养不良可从每日 250.8~334.4 千焦/千克开始,较快较早地添加含蛋白质和高热量的食物,中度及重度营养不良可参考原来的饮食情况,从每日 167.2~209 千焦/千克开始,并根据情况逐渐少量增加;当增加能量至满足追赶生长需要时,一般可达 627~710.6 千焦/千克。待体重接近正常后,再恢复至正常生理需要量。除食物供给营养素和能量

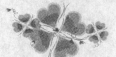

外,也可给予酪蛋白水解物、氨基酸混合液或要素饮食,以促进体重恢复。蛋白质摄入量从每日 1.5～2.0 克/千克开始,逐步增加到 3.0～4.5 克/千克。如不能耐受肠道喂养或病情严重需禁食时,可考虑采用全静脉营养或部分静脉营养等方式。

最后,要增加维生素和矿物质。由于营养治疗后组织修复增加,因此维生素和矿物质的供给量应大于每日推荐量。治疗早期应给予一次剂量的维生素 A1 000 个单位,食物中应含丰富的钙、磷、硒、锰、铜和各种维生素。

● 药物治疗

可口服胃蛋白酶、胰酶及 B 族维生素等以促进消化功能。苯丙酸诺龙是蛋白同化类固醇制剂,在供给充足热量和蛋白质的基础上可应用。口服锌剂可提高味觉敏感度,增加食欲。中药如参苓白术散及辅以针灸、推拿等,能调理脾胃功能,改善食欲。

### 安全喂养TIPS

在喂养营养不良患儿时,家长应该了解由于患儿消化功能低下,食欲会减退,因此自己在喂养时应耐心,而且还要了解患儿的营养情况及饮食习惯,尽量使患儿吃到他喜爱的且又富有营养的饮食。父母应采用少量多次喂食的方法来增进营养,并注意食物的新鲜及清洁。父母在安全喂养的同时,还要照顾好营养不良患儿,防止出现褥疮与口炎、角膜干燥症等病症。

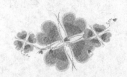

# 婴幼儿补充维生素食谱

## ❀ 哪些宝宝需要补充维生素

维生素是人体代谢中必不可少的有机化合物，它以"生物活性物质"的形式存在于人体组织中。如果婴幼儿缺乏维生素，会出现营养不良、身长不增、骨骼疏松的症状。因此维生素不能缺乏。

**专家指导**

维生素大部分不能在人体内合成，或者合成量不足，不能满足人体的需要，因而，必须从食物中摄取。食物中维生素的含量较少，人体的需要量也不多，但却是必不可少的物质。膳食中如缺乏维生素，就会引起人体代谢紊乱，以致发生维生素缺乏症。

发育中的儿童需要含有矿物质，特别是钙和铁的浓缩复合维生素制剂，以维持正常的发育，并且还要补充大量的 B 族维生素和维生素 C。那么，哪些宝宝需要补充维生素呢?

如果宝宝长期膳食不规律，不能保证一日三餐，那么就需要补充维生素。饮食习惯不固定，是很多儿童都会有的毛病。大人们吃饭的时候，不能固定地逼孩子一起吃饭，只能到有空喂他，或者到他本身愿意的时候，才能吃饭。而人体所必需的维生素大部分都是来源于日常食物，如果日常食物提供不了身体所必需的足够维生素，那么他身体的健康势必受到影响。

经常感冒生病的宝宝应该补充维生素。如果孩子的身体抵抗能力明显比其他孩子弱，导致这个的原因很有可能是他身体缺乏某种维生素了。人体犹如一座极为复杂的化工厂，不断地进行着各种生化反应，其反应与酶的催化作用有密切关系。酶要产生活性，必须有辅酶参加。已知许多维生素是酶的辅酶或者是辅酶的组成分子，因此，维生素是维持和调节机体正常代谢的重要物质。如果身体的正常新陈代谢受到影响，抵抗细菌入侵的蛋白质供应不上来，病毒就更容易入侵。

有偏食习惯的宝宝需要补充维生素。偏食基本是每个孩子都有的毛

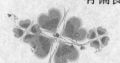

病。比如有些孩子不喜欢吃蔬菜,而蔬菜恰好是人体所需维生素的主要来源之一。维生素其中一个特点是外源性,人体自身不可合成(维生素 D 人体可以少量合成,但是由于较重要,仍被作为必需维生素),需要通过食物补充。

喜欢吃煎炸食物的宝宝应该补充维生素。儿童喜欢吃煎炸食物众所周知,薯片、爆米花之类都是孩童的最爱。但是有些维生素极易受到破坏,烹调过度、反复加热、摆放过久等,都会导致食物内的维生素大量流失,令儿童无法摄取足够的维生素。维生素 C 就是这样一种。儿童缺乏它会抵抗力减弱,容易患伤风、感冒等疾病。维生素 C 不足亦会影响胶原的合成,令伤口愈合不良、牙龈出血、发育欠佳。

日晒不足的宝宝也需要补充维生素。钙是构成骨骼和牙齿的基本元素。人们常说维生素 D 能帮助钙的吸收,是因为它具有调节体内钙、磷代谢的作用,可以预防佝偻病、软骨病的发生。皮肤能在阳光紫外线的作用下合成维生素 D。因此,阳光接受不足的孩子也必须适当补充维生素 D。

### 安全喂养TIPS

补充维生素是否有必要因人而定。对于那些具备以上其中任何一点的宝宝来说,维生素保健品无疑是一种很好的营养补充。然而,我们不能把维生素当成万能药而盲目滥用,当然也不要因其有种种不良反应而因噎废食、不敢服用。重要的是,我们对维生素应有正确认识,特别是当身体出现某种维生素缺乏的信号时,就应该及时补充相应的维生素。不过,其服用剂量和持续时间等应遵医嘱。

## ❋ 了解婴幼儿缺乏维生素的信号

婴幼儿缺乏维生素,会影响骨骼、肌肉的发育,严重时还会影响智力的发育。那么,怎样知道自己的宝宝缺乏维生素呢?

### 专家指导

人体缺乏营养素,身体会向我们发出种种营养缺乏的信号,妈妈们一定要注意。

- 牙龈出血

可能缺乏的营养素:维生素 C。

- 夜晚视力降低

可能缺乏的营养素:维生素 A。如果不及时纠正,可能进一步发展为夜盲症,并出现角膜干燥、溃疡等。

● 舌炎、舌裂、舌水肿

可能缺乏的营养素:B 族维生素。

● 嘴角干裂

可能缺乏的营养素:维生素 $B_1$ 和烟酸。

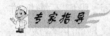 安全喂养TIPS

每日都应保证主食的摄入,每日保证 100 克瘦肉、1 个鸡蛋、250 毫升牛奶,以补充优质蛋白质,同时可增加必需脂肪酸摄入。每周摄入 2~3 次海鱼,并可多吃些牡蛎,以增加微量元素锌。同时增加胡萝卜和猪肝等食物的摄入。

## ❁ 各种维生素缺乏症的营养食谱

妈妈们可以根据宝宝所缺乏的维生素种类进行食补。

### § 维生素 A 缺乏症

专家指导

维生素 A 缺乏症是因体内缺乏维生素 A 引起的,以眼及皮肤改变为主的全身性疾病。临床上最早出现眼结膜及角膜干燥,角膜软化故又称"干眼病""角膜软化症"。患儿傍晚视力减退,故又称"夜盲症"。

安全营养食谱

## 蛋黄粥

材料:大米 100 克,熟鸡蛋 2 个(取蛋黄),白糖适量。

做法:

1. 大米洗净;熟鸡蛋剥壳,去蛋清,留蛋黄,放入碗内,用勺子压碎。

2. 锅置火上,加入清水,放入大米大火煮沸后,用小火熬 20 分钟。

3. 粥熬至黏稠时,加入捣碎的蛋黄,再稍煮片刻,加入白糖搅匀,关火即可。

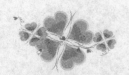

## 青菜粥

材料:大米 300 克,油菜 30～50 克,盐少许。

做法:

1.将油菜根部剁掉,用清水洗净,放入沸水锅中煮熟,捞出沥干,切成末;大米洗净,用沸水浸泡 1～2 小时。

2.锅置火上,加入适量清水,放入大米大火煮沸后,用小火煮 20～30 分钟,米开花后加入盐及切碎的菜末再煮 5 分钟左右即可。

## 秘制胡萝卜

材料:胡萝卜 200 克,姜 2 克,蜂蜜、黄油各适量。

做法:

1.胡萝卜去根,洗净,切成小碎片;姜洗净,切成末。

2.锅置火上,加入适量清水烧沸,放入胡萝卜片、蜂蜜、黄油、姜末搅拌均匀,盖上盖,用小火煮 30 分钟至胡萝卜软烂即可。

## 肉末番茄

材料:猪瘦肉 50 克,番茄 150 克,植物油、酱油、盐、白糖、干淀粉各适量。

做法:

1.猪肉洗净,剁成末,放入碗内入笼蒸熟;番茄去蒂,洗净,切成圆形片,两面都蘸满干淀粉,放入盘内。

2.炒锅置火上,加入适量植物油烧热,逐片放入蘸满淀粉的番茄片,煎至两面呈金黄色出锅。

3.留少许底油,放入煎好的番茄片,撒上熟肉末,加酱油、盐和适量白糖、清水,加盖,小火焖 5 分钟即可。

## 肉丁西兰花

材料:瘦猪肉 25 克,西兰花 50 克,虾皮 5 克,葱 4 克,姜 4 克,植物油、淀粉、花椒面、盐各适量。

做法:

1.猪肉洗净,切丁;西兰花洗净,掰成小块,在沸水锅中焯一下,捞出,沥干;虾皮洗净,风干,剁成末,葱、姜洗净,均切末。

2.将淀粉放入碗内,加入适量水调成淀粉糊,将肉丁放入淀粉糊中。

3.锅置火上,加入适量油,油至五成热时,放入蘸有淀粉糊的肉丁,爆炒捞出。

4.锅底留少量油,加入葱末、姜末爆香,然后放入肉丁、西兰花块翻炒,至西兰花熟时加入花椒面、盐调味,关火出锅即可。

## § 维生素 C 缺乏症

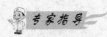

维生素 C 缺乏症又称坏血病,是由于人体长期缺乏维生素 C(抗坏血酸)所引起的出血倾向及骨骼病变的疾病。维生素 C 为水溶性,人体自身不能合成,需由食物供给,维生素 C 广泛存在于新鲜水果和绿叶蔬菜中。烹调时加热、遇碱或金属,易被氧化分解失去活性。蔬菜切碎、浸泡、挤压、腌制,也致维生素 C 损失。当维生素 C 缺乏时,易出现普遍性骨质疏松与萎缩。此外,牙骨基质形成障碍,牙质发育不良,且易松动、脱落。维生素 C 可促进食物铁的吸收和铁蛋白的储存,还可促进红细胞成熟和增殖,故维生素 C 缺乏时,易致贫血。

### 蔬菜汁

材料:白菜 500 克,盐适量。

做法:

1.白菜去老叶,洗净,沥水后切小丁。

2.锅置火上,加入适量清水,放入白菜丁,盖好锅盖烧沸,再煮片刻,关火,捞出白菜丁,放入碗内,用汤匙压菜取汁,加入盐调味即可。

### 红枣泥

材料:红枣 200 克,白糖 20 克。

做法:

1.红枣洗净。

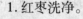
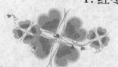

2. 锅置火上,加入适量清水,放入红枣烧沸后用小火煮至枣肉熟烂。

3. 关火,捞出枣皮、枣核,加入白糖,搅拌均匀即可。

## 柑橘柠檬酸奶

材料:浓缩的柠檬汁 200 克,酸奶 200 克,新鲜柑橘 1 个,白糖适量。

做法:

1. 柑橘洗净,剥皮,分成瓣。

2. 将白糖加入装有柠檬汁的杯中,用搅拌机搅拌 1 分钟,然后加入酸奶,再搅拌 10 秒。

3. 放入新鲜柑橘瓣即可。

## 柿子椒炒金针菇

材料:柿子椒 250 克,金针菇 200 克,植物油、盐、葱花、姜末各适量。

做法:

1. 柿子椒去蒂、籽,洗净,切成丝;金针菇去根,洗净,切段;葱、姜洗净,葱切葱花,姜切末。

2. 炒锅置火上,加入适量植物油烧至八成热,放入葱花、姜末爆香,放入柿子椒丝、金针菇大火快炒,加盐、味精翻炒至熟即可。

§ 维生素 D 缺乏症

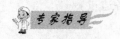

专家指导

　　维生素 D 缺乏性佝偻病是婴幼儿期常见的营养缺乏症,一般人常称本病为"缺钙",这是错误的,应是缺乏维生素 D。如果婴幼儿缺乏维生素 D,早期常烦躁不安,爱哭闹,睡眠不安,易惊醒,汗多,特别是入睡后头部多汗,由于汗的刺激故头常在枕头上摩擦致头后枕部半圈秃发。以后逐渐出现骨骼改变,如前囟门闭合延迟(正常应在 1.5 岁前闭合),出牙晚,可晚至 1 岁才出牙,头较大呈方形,肋骨下缘外翻,鸡胸、"O"型腿、"X"型腿等。

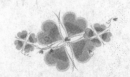

安全营养食谱

# 鸡蛋羹

材料:鸡蛋 2 个,虾皮 10 克,葱 5 克,盐、味精、香油各适量。

做法:

1. 虾皮洗净,风干;葱洗净,切成葱花。

2. 鸡蛋打入碗内,打散,放入盐、味精、香油、葱花、虾皮搅拌均匀,再放入适量凉开水调匀。

3. 蒸锅置火上,加入适量水烧沸,蛋羹碗放入屉内,加盖,大火蒸 15 分钟即可。

# 冬瓜蛋花汤

材料:冬瓜 200 克,鸡蛋 2 个,植物油、盐、味精、鸡汤各适量。

做法:

1. 冬瓜去皮、瓤,洗净,切菱形小片;鸡蛋打入碗中搅匀。

2. 锅置火上,加入适量植物油烧热,放入冬瓜片,煸炒数下,加入鸡汤烧沸,慢慢倒入鸡蛋液,加入盐、味精调味即可。

# 盐水鸡肝

材料:鸡肝 350 克,盐、姜、蒜、八角、花椒、生抽、料酒各适量。

做法:

1. 鸡肝洗净;姜洗净,切片;蒜去皮,用刀拍碎。

2. 锅置火上,加入适量清水,放入鸡肝、盐、姜片、蒜、八角、花椒大火煮沸,加入生抽、料酒搅匀,用小火煮 10 分钟,再用大火收汁。

3. 鸡肝熟后,捞出,放凉,切片即可。

# 柠檬乳鸽汤

材料:瘦乳鸽 2 只,排骨 200 克,柠檬半个,生姜 5 克,盐适量。

做法:

1. 柠檬洗净,切片,去核;乳鸽宰杀后去内脏及脚,用清水洗净;排骨洗净,切块;生姜洗净,切片。

2.锅置火上,加入适量清水烧沸,放入乳鸽、排骨煮 5 分钟,捞起,控干水分。

3.炖盅置火上,加入适量清水,放入乳鸽、排骨、姜片大火烧沸后,小火煲 3 小时,放入柠檬片再煲 10 分钟,加盐调味即可。

## § 维生素 E 缺乏症

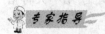 专家指导

婴幼儿维生素 E 缺乏主要表现为:因红细胞溶血引起轻度溶血性贫血、脊髓小脑病、早产视网膜病也称晶状体后纤维组织形成,可用维生素 E 治疗得到改善。同样,新生儿心室内和室管膜下出血的某些病例也可得到改善。

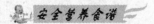 安全营养食谱

### 双鲜马铃薯鱿鱼丝

材料:马铃薯 300 克,鲜鱿鱼 75 克,韭菜 50 克,植物油、料酒、盐、白糖、醋、味精、姜各适量。

做法:

1.马铃薯去皮,洗净,切丝,用清水洗两遍,沥干;韭菜择好,洗净,切段;鱿鱼洗净,切丝,在沸水锅中焯透,捞出;姜洗净,切丝。

2.炒锅置火上,加入适量植物油,大火烧至八成热,放入姜丝爆香,放入土豆丝大火快速煸炒至断生,放入韭菜段略炒,放入鱿鱼丝翻炒均匀,加盐、料酒、白糖、醋、味精炒匀即可。

### 蒸甘薯饼

材料:红心甘薯 250 克,葱 50 克,甘薯粉、白胡椒、黑胡椒、盐各适量。

做法:

1.甘薯去皮,洗净,上屉蒸熟,取出,捣成泥状,放入盆中;葱洗净,切成葱花。

2.将葱花、甘薯粉、白胡椒、黑胡椒、盐倒入甘薯泥中搅拌均匀,做成一

个个的甘薯饼坯。

3. 将甘薯饼坯上屉,再蒸 5 分钟即可。

## 牛奶炖猪蹄

材料:猪蹄 500 克,牛奶 250 克,盐适量。

做法:

1. 猪蹄去毛,洗净,切成两半。

2. 锅置火上,加入适量清水,大火煮沸,放入猪蹄,盖锅盖,用小火将猪蹄炖烂,加入牛奶、盐煮沸后关火即可。

## 玉米鸡丝

材料:鸡脯肉 200 克,青椒 1 个,红椒 1 个,鲜玉米棒 1 个,植物油、料酒、白糖、盐、淀粉各适量。

做法:

1. 鸡脯肉洗净,切成丝;青、红椒去蒂去子,洗净,掰成块;鲜玉米去皮、须,剥下玉米粒,洗净,放入沸水锅中煮熟,捞出沥干。

2. 锅置火上,加入植物油,油五成热时,放入鸡丝翻炒;再加入适量酒、糖。

3. 炒至肉变色时放入青、红椒,玉米,翻炒后加盐调味,然后用淀粉勾芡即可。

### § 维生素 $B_{12}$ 缺乏症

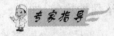 专家指导

如果一个人缺乏维生素 $B_{12}$,会导致红细胞中 DNA 合成障碍,诱发巨幼细胞贫血,也会造成神经系统损害。维生素 $B_{12}$ 缺乏可引起斑状、弥漫性神经脱髓鞘,出现精神抑郁、记忆力下降、四肢震颤等神经症状。

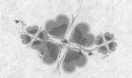

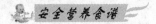

## 焖鸡肝

材料:鸡肝250克,盐、熟植物油、味精、香油各适量。

做法:

1.鸡肝洗净,切块。

2.瓦钵置火上烧热,加入植物油,热后放入盐、味精炒热搅匀,放入鸡肝,加入适量水,用小火煨5分钟左右即熟,取出装碟,淋上香油即可。

## 清炒生蛤肉

材料:生蛤600克,青葱3～4根,蒜头6瓣,嫩姜4～5片,红辣椒2～3个,九层塔嫩叶20片,白葡萄酒、高汤、盐、植物油各适量。

做法:

1.生蛤吐沙,洗净;葱、姜、蒜洗净,均切成末,红辣椒去籽,洗净,切片;九层塔嫩叶洗净,沥干。

2.锅置火上,加入适量植物油,热后放葱、姜、蒜、辣椒,然后再放生蛤翻炒数下,淋入白葡萄酒与高汤。

3.大火煮至生蛤略开,拌下九层塔叶,关火,加盖焖3分钟左右即可。

## 韭菜炒鸭蛋

材料:韭菜250克,鸭蛋1个,白酒、胡椒粉、盐、植物油各适量。

做法:

1.将鸭蛋打入碗内,加白酒、胡椒粉搅匀,去腥味;韭菜择好,洗净,切段。

2.锅置火上,加入植物油,热后,放入蛋汁,翻炒几下,倒出。

3.将韭菜放入锅中,加盐,翻炒均匀,炒至八分熟时,加入鸭蛋翻炒几下,加入味精即可。

### ✿ 读懂婴幼儿缺钙的信号

钙是婴幼儿成长过程中的重要元素,它与婴幼儿骨骼能否正常发育息息相关,因此家长应该重视宝宝补钙问题。

**专家指导**

许多专家都指出婴儿从出生到6个月都是生理性缺钙的,也就是不管有没有症状都要补充钙。而出生后没有及时补钙而导致缺钙的症状,一般要到6个月以后才出现。

正常足月宝宝应从满月后开始补钙,而如果是早产儿,应提早补钙,从出生后2个星期就应开始,建议一直补到3岁。提醒爸爸妈妈的是,不要以为给孩子吃了钙片,孩子就不会缺钙了,补钙还有一个吸收的问题。如果宝宝没有吸收,钙片吃的再多,也无法促进宝宝身体成长。因此,父母要知道补钙吸收是关键。

那么,怎样才能知道婴幼儿缺钙呢?

● 爱出汗

缺钙的宝宝爱出汗,而且经常在入睡的后半夜。这是由于缺乏维生素D,钙质无法完全被吸收,宝宝出现与室温、季节无关的多汗,而且是头部最多。宝宝因汗多而头痒,躺着时喜欢磨头止痒,时间久了,后脑勺处的头发被磨光了,就形成枕秃圈。

● 精神烦躁

宝宝烦躁磨人,不听话,爱哭闹,对周围环境不感兴趣,不如以往活泼,脾气怪等。

● 睡眠不安

宝宝不易入睡,易惊醒、夜惊、早醒,醒后哭闹难止。

● 出牙晚

正常宝宝4~8个月开始出牙,而有的"缺钙"宝宝到1岁半时仍未出牙。

● 免疫功能差

宝宝容易发生上呼吸道感染、肺炎、腹泻等疾病。

如果观察到宝宝在以上几项中占了2~3项以上,就要带宝宝去医院,确认宝宝是否患了佝偻病,以便及时治疗。

**安全喂养TIPS**

目前给宝宝补钙最常用的就是鱼肝油,比较经济。但鱼肝油不可以多吃,同时还要注意晒太阳。

## ❀ 婴幼儿补钙时应注意的问题

钙是人体的"生命基石",对婴幼儿的生长发育也有着不可忽视的作用。

婴幼儿的骨骼发育、大脑发育、牙齿发育和预防铅中毒等都需要钙来帮忙。那么,婴幼儿应如何科学补钙,在补钙过程中应该注意哪些问题呢?

### § 问题一:除了从食物中摄取钙外,还需要补充钙剂吗

**专家指导**

由于婴幼儿正处于生长发育时期,仅仅靠食物中摄取的钙远远满足不了身体需要,因此在正常的食物之外,还需额外补足钙剂,每日补钙量则为以下各年龄组儿童所需钙量的 50% ~ 60% 。那么,应如何选择有效的钙剂呢?专家认为,选择补钙产品主要考虑两方面的因素,即钙源含钙量是否足够高?是否安全?综合这两方面考虑,专家推荐碳酸钙制剂是最理想的补钙品。

**安全喂养TIPS**

儿童每天需要多少钙呢? 0 ~ 6 个月:300 毫克/日;6 ~ 12 个月:400 毫克/日;1 ~ 3 岁:600 毫克/日;4 ~ 10 岁:800 毫克/日。

### § 问题二:补钙必须要加维生素 D 吗

**专家指导**

维生素 D 可有效促进人体对钙的吸收,是打开钙代谢大门的金钥匙。儿童每天需要400 国际单位的维生素 D 就可以了。其实人体自身可以合成维生素 D,家长可适当地带孩子晒太阳,或者选用一些含有维生素 D 的钙制剂。

**安全喂养TIPS**

家长也可以让宝宝多吃一些富含维生素 D 的食物。这些食物包括鱼肝油、沙丁鱼、鲱鱼、鲑鱼、鲔鱼、牛奶、奶制品等。

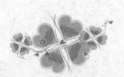

## § 问题三：婴幼儿可以服用含磷的钙补充剂吗

**专家指导**

制造骨骼的主要元素是钙和磷，两者的关系十分密切。人体摄入的钙和磷必须符合一定的比例，如果磷的摄入量过多，就会形成不溶于水的磷酸钙排出体外，必然导致钙的流失。而中国人因为食物和水源的问题，磷的摄入量已大大超标。

**安全喂养TIPS**

如果婴幼儿摄入过量磷，会导致一系列严重后果。中国营养专家呼吁千万不要给婴幼儿服用含磷的钙补充剂。

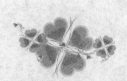

## 婴幼儿补钙食谱

俗话说"药补不如食补",食疗补钙对婴幼儿的生长发育和健康非常有益。

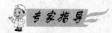

我国膳食构成主要是以含钙成分低的谷类食物为主,同时蔬菜供应量较大,植酸、草酸及植物纤维等摄入量相应较多,影响钙在肠道内的吸收,造成钙摄入量不足。因此,对婴幼儿补钙而言,更重要的是调整饮食结构,注意饮食多样化,多食含钙丰富的食物,如牛奶、鱼、海带、虾米、豆类、紫菜等,并避免同食或少食经水焯后的含植酸、草酸的蔬菜,如菠菜、苋菜、空心菜、竹笋等。

### 松子毛豆炒干丁

材料:松子200克,香干4片,毛豆50克,姜末适量,色拉油25克,枸杞子10克,精盐、糖、味精、麻油、高汤各适量。

做法:

1.将松子入锅上火炒香备用。

2.毛豆用滚水烫熟后再经冷水冲洗,沥水备用。

3.香干切成小丁,胡萝卜切成碎末,枸杞子冲洗干净备用。

4.色拉油入锅,油热后爆炒姜末出香味,再倒入香干、枸杞子调味,煸炒少许时间,倒入毛豆,拌炒均匀,放入调料和适量高汤。收汤后,洒上松子拌匀,出锅。淋上麻油,盛入盘中放上装饰菜即成。

### 鱼　松

材料:黄鱼肉750克,料酒、盐、葱、姜、大料、味精、麻油各适量。

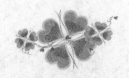

做法:

1.鱼肉去皮,洗净后切7厘米长鱼段,葱切段,姜切片。

2.将鱼段放在盘内,加葱段、姜片、花椒、大料、料酒,上笼用旺火蒸20分钟取出,拣去调料,控干水分,顺着纹理撕成丝。

3.炒锅置火上,放入油,油热投入鱼丝,加盐、味精,炒至鱼肉无水分时,改小火边炒边搅,至鱼肉发松发亮时即成。

## 海带拌腐竹

材料:水发腐竹200克,水发海带200克,熟猪瘦肉100克,胡萝卜25克,黄瓜40克,麻油、熟豆油、酱油、醋、盐、味精、蒜瓣、芝麻酱、香葱各适量。

做法:

1.腐竹切寸长丝,入开水中焯透,捞出过凉,沥净水。

2.海带、胡萝卜、黄瓜洗净后,均切寸长细丝,熟瘦肉切丝,香葱、蒜瓣各适量,切末。

3.将各种丝料配备好入盘,洒上香葱末,上桌时加入全部调料,拌匀即食。

## 油菜海米豆腐羹

材料:豆腐750克,油菜125克,海米30克,植物油、麻油、味精、盐、水淀粉、葱花各适量。

做法:

1.豆腐切成1.5厘米见方的丁,海米用开水泡发后切成碎末,油菜择洗干净切碎。

2.将油放入锅内,热后下入葱花炝锅,投入豆腐、海米末,翻炒几下再放油菜,炒透后加入盐,勾芡,最后放入味精和麻油即成。

## 鸡肝糊

材料:鸡肝15克,鸡架汤、酱油、蜂蜜各适量。

做法:

1.将鸡肝放入沸水中去掉血水,再煮10分钟,取出剥去外衣,放容器内研碎备用。

2.将鸡架汤放入小锅内,加入研碎的鸡肝,煮成糊状,加入少许酱油和蜂蜜,搅匀即成。每日1~2次,每次3~5克。

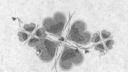

# 六、婴幼儿生病用食疗

婴幼儿生病时,在进行必要的药物治疗的同时,食物辅助调养必不可少,这样既营养,又无不良反应。因此父母可以了解下面这些婴幼儿常见病的食疗方法,促进孩子的健康成长。

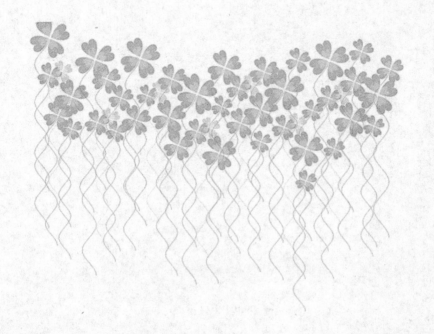

# 咳嗽预防调养食谱

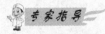 **专家指导**

咳嗽是儿科常见的病症,可见于婴幼儿多种疾病中。特别是冬春季是婴幼儿咳嗽的高发季节,常常表现为咳嗽,甚至还会出现哮喘,还有的孩子反复发病。因此在进行咳嗽治疗的同时,父母可以针对病症,再加以合理适当的食疗,会收到更好的效果。

**安全营养食谱**

## 雪梨炖冰糖

材料:雪梨1~2个,冰糖30~60克。

做法:将雪梨去皮、核,与冰糖置瓷杯内,隔水炖至冰糖溶化。食梨饮汁,晚饭后食用。

功效:梨润肺清热、生津止渴,与冰糖同食,有润肺止咳的作用。可治疗肺燥咳嗽、干咳无疾、唇干咽干。

## 荸荠百合羹

材料:荸荠30克,百合1克,雪梨1个,冰糖适量。

做法:将荸荠洗净去皮捣烂,雪梨洗净连皮切碎去核,百合洗净后,三物混合加水煎煮,后加适量冰糖煮至熟烂汤稠。温热食用。

功效:荸荠味甘,性微寒,有清热生津、凉血解毒、化痰消积等作用,含淀粉、蛋白质、脂肪、钙、磷、铁、维生素C和荸荠素等成分;梨能清热生津,润燥化痰;百合润肺止咳。三者合用则起滋阴润燥、化痰止咳的作用。治疗疾热咳嗽、痰黄稠、咽喉不利。

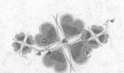

# 川贝母蒸梨

材料:雪梨或鸭梨一个,川贝母 6 克,冰糖 20 克。

做法:将梨于柄部切开,挖空去核,将川贝母研成粉末后,装入雪梨内,用牙签将柄部复原固定。放大碗中加入冰糖,加少量水,隔水蒸半小时。将蒸透的梨和其中的川贝母一起食入。

功效:贝母为化痰止咳良药,与雪梨、冰糖同用,则起化痰止咳、润肺养阴功效。治疗久咳不愈、痰多、咽干、气短乏力。

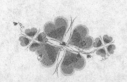

# 贫血预防调养食谱

小儿营养不良,极易造成贫血。贫血患儿可出现面色苍白或萎黄、易疲劳、抵抗力低等症状。长期贫血可影响心脏功能及智力发育。

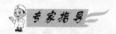

**专家指导**

防治贫血除了适当的药物治疗外,营养饮食非常重要。瘦牛肉、瘦猪肉、奶、蛋黄、动物肝脏、动物血,以及绿叶蔬菜、水果、粗粮中,含有丰富的铁及维生素,其中以猪肝、蛋黄、海带、黑芝麻等补血效果最好。但食补时应注意滋补而不油腻,且每餐不宜过多。下面介绍几种方便有效的食补方法。

**安全营养食谱**

## 红枣花生煲

材料:干红枣 50 克或桂圆干 15 克,不去皮花生米 100 克,红糖 30 ~ 50 克。

做法:将所有材料共煮至枣熟半烂,每日早晚食用。

功效:补血、补气。

## 八宝粥

材料:糯米 300 克,薏苡仁 50 克,红小豆 30 克,大红枣 20 枚,莲子 20 克,芡实米 20 克,生山药 30 克,白扁豆 30 克。

做法:先将薏苡仁、红小豆、芡实米、白扁豆入锅煮烂,再入糯米、大枣、莲子同煮至粥成,每日早晚服食。

功效:温胃、补气,而且口味甜香,宝宝极易喜欢食用。

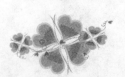

# 乌鸡汤

材料:雄乌鸡 1 只,陈皮 3 克,良姜 3 克,胡椒 6 克。

做法:将乌鸡清理后,切块,然后与陈皮、良姜、胡椒、葱、醋、酱等同炖,熟后,连汤带肉分次服用。

功效:乌鸡是补血良品。

# 猪肝羹

材料:猪肝 100 克,豆豉、葱白少许。

做法:猪肝洗净,去筋膜、切片,加水适量,用小火煮汤,猪肝熟后加豆豉、葱白调味,分次服用。

功效:益气、补血。

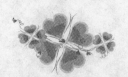

# 感冒预防调养食谱

感冒是常见病,一年四季都可发生。小儿更容易患感冒,这与他们机体的生理特点、免疫系统发育不成熟有关。

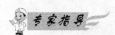

**专家指导**

婴幼儿感冒时往往上呼吸道症状(如鼻塞、流鼻涕、咽喉肿痛等)不明显,而消化道症状(如食欲缺乏、呕吐、腹痛、腹泻)却较明显。婴幼儿感冒时常常高热,甚至惊厥,这是由于小儿抵抗力弱,感冒后炎症容易波及下呼吸道,引起支气管炎、肺炎等并发症。此外,婴幼儿感冒可引起心肌炎、肾炎,甚至危及生命。婴幼儿还容易感染急性传染病如麻疹、流行性脑脊髓膜炎、百日咳等,而这些疾病在早期也有类似感冒的一些症状,由于婴幼儿表达能力差,往往不能明确说明自己哪里不舒服,不会说话的婴儿更是如此,因此父母对小儿的感冒症状不可掉以轻心,发现病情异常应及时去医院诊治。

由于四季气候不同,病邪性质不同,患儿体质各异,所以临床表现也各不相同。一般常见的分为风寒感冒和风热感冒两大类,其中还有挟湿、挟暑和体虚,小儿感冒常还有挟食等情况。感冒虽然多易治愈,但由于小儿脏腑未充,易反复发作,加上又不知节制饮食,也易引起反复,所以除药物治疗外,饮食治疗是不可缺少的。

**安全营养食谱**

## 金银饮

材料:金银花 30 克,山楂 10 克,蜂蜜 250 克。

做法:将金银花、山楂放入锅中加适量水,武火烧开,3 分钟后,将药汁倒出,药渣再熬 1 次,同样收取药液。将 2 次药汁混合,放入蜂蜜,搅拌后即成。随时服用。

## 白菜绿豆饮

材料:白菜根数个,绿豆30克。

做法:先将绿豆煮至半熟,再将白菜根洗净切片,加入绿豆汤中,同煎至绿豆裂开、菜根烂即可。可加糖调味后饮汤。

功效:白菜味甘,性微寒,有益胃生津、清热除烦、利小便、清肠道等作用。菜根作用更为显著,主要含维生素 $B_1$、维生素 $B_2$、维生素 C、维生素 $B_6$ 及胡萝卜素、钙、磷、铁等。绿豆味甘性凉,能清热除烦,利小便,解毒,含有蛋白质。

## 荷叶粥

材料:鲜荷叶1张,粳米50克。

做法:按照一般方法将米煮粥,煮时将荷叶盖于粥上;或将荷叶洗净切碎,另煎汁,调入粥内,加白糖。吃粥,随意食用。

功效:荷叶为清热解暑的良药,与米煮粥,有健胃解暑的功效。

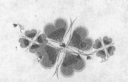

# 呕吐预防调养食谱

在消化系统疾病方面,宝宝最常见的症状就是呕吐了。

**专家指导**

呕吐是指食物经婴幼儿食管自口吐出。任何外感、内伤引起脾胃功能失调,使胃失和降,胃气上逆均可引起呕吐。引起呕吐的较常见原因有伤食吐、胃热吐、胃寒吐等。如果是食物引起的呕吐,首先应节制饮食,最好禁食1~2顿,然后再给清淡、易消化、少渣、稀软的食物,由少量开始,待胃恢复正常功能后,再恢复正常饮食。食疗则采用不同的方法,帮助脾胃尽快恢复其正常功能。

伤食也可以导致宝宝呕吐,特点是呕吐物酸臭,不思乳食,恶心腹胀,气出秽臭。吐前不安,吐后安静,大便酸臭。治宜消食导滞,和胃止呕。

胃热吐表现为食入即吐,吐物酸臭,口渴喜饮,牙龈肿痛,口臭,面红唇赤,小便黄少,大便秘结。治宜清热和胃,降逆止呕。

胃寒呕吐特点是,多由过食生冷或腹部受寒引起,表现为呕吐物不消化,无明显腥臭,呕吐时发时止,腹胀,不思饮食,大便亦稀薄。治宜温中散寒,和胃止呕。

**安全营养食谱**

## 山楂糖水

材料:生山楂500克,生姜20克,白糖250克。

做法:将白糖加水煎成稠汁,加入山楂末、姜汁搅匀倒入盘中,放凉切块即可。

功效:消食、开胃,适用于伤肉食及伤乳食。

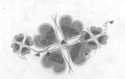

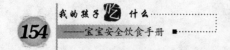

# 萝卜汁

材料：生萝卜1根，或莱菔子30克。
做法：生萝卜捣碎取汁；或者莱菔子微炒，水煎频服。
功效：治豆类或面食所伤。

# 竹茹粥

材料：鲜竹茹30克，粳米50克。
做法：先用水煮竹茹取汁去渣，入米煮粥，少量多次服。
功效：降胃火，助消化。

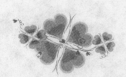

# 佝偻病预防调养食谱

佝偻病是婴幼儿时期常见的一种病症。

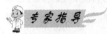

佝偻病，即营养缺乏症，主要因维生素 D 摄入减少，或日光照射不足，而使体内钙、磷代谢失常引起的。它以骨骼系统生长发育障碍为主要临床体征，同时影响神经、肌肉、造血、免疫等组织器官的功能，造成机体抵抗力降低。本病发病缓慢，易被忽略，一旦发展到后遗症期，则难以恢复如常，民间俗称"鸡胸""龟背"。

这种病多见于 3 月至 2 岁宝宝。主要表现为正处于生长中的骨骼病变、肌肉松弛和神经兴奋性的改变。通常轻症宝宝可见面色苍白、烦躁不安、睡眠易醒、夜啼、汗多，头部可见枕秃、囟门迟闭、方颅等症状。重症宝宝除了以上症状外，还会出现鸡胸、"O"型或"X"型腿、脊柱弯曲等现象，对宝宝危害极大。治疗时，需要从钙、磷质补充方面着手。

## 龙牡山萸粥

材料：龙骨 30 克，牡蛎 30 克，山茱萸 10 克，粳米 100 克。

做法：将龙骨、牡蛎打碎煮约 1 小时，再加山茱萸煎半小时，用纱布过滤出药汁，后再如法煎煮提取 2 次，把 3 次药汁合在一起，加入粳米，加适量的水煮粥。早晚分食。

功效：补肾壮骨。

## 一品山药

材料：生山药 500 克，面粉 150 克，核桃仁 100 克，什锦果脯、白糖、植物油、蜂蜜、豆粉适量。

做法:将生山药洗净去皮蒸熟,加面粉揉成面团,放在盘中,拼成圆饼状,饼上摆核桃仁、什锦果脯,然后放入蒸锅内,置武火上蒸 20 分钟。将白糖、植物油、豆粉放入另一锅内熬成糖汁,加入蜂蜜,浇在圆饼上。

功效:补脾益肾。

## 补虚正气粥

材料:炙黄芪 60 克,人参 5 克,粳米 150 克,白糖 10 克。

做法:将黄芪、人参切片,用冷开水浸泡半小时;入锅煎沸后,改用文火煎成浓汁;取汁后再加冷水。如上法煎取二次汁去渣,将两次药汁合并,用药汁与粳米一起煮粥,粥成加白糖,稍煮即成。

功效:益气健脾。

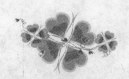

## 湿疹预防调养食谱

1岁以内吃奶的婴儿常常患有"奶癣"，医学上称为婴儿湿疹。有些家长认为既然奶癣与吃奶有关，就采取提前断奶的办法。然而，不仅湿疹照发，而且婴儿因为得不到母乳或牛奶喂养，极易发生营养不良、抵抗力下降、经常得病的现象。

**专家指导**

引起湿疹的原因很多，主要是婴儿的过敏性体质所致，也有认为与母亲在怀孕期间饮食单调有关。一般来说，湿疹易在婴儿出生2～3个月时开始发病，有的在面颊、前额、头颈，严重的可蔓延到躯干、四肢和臀部，有时还可继发细菌感染。痒是婴儿患湿疹时的主要症状。婴儿患湿疹，年轻的父母不要过于着急。如果婴儿是用母乳喂养的，母亲应多吃些新鲜蔬菜和水果、豆制品和肉类的食物，少吃鱼、虾、蟹等水产品。如果婴儿是用牛奶喂哺的，可适当延长牛奶的烧煮时间，以减轻致敏作用，也可改用羊奶或市售的多维乳儿粉喂哺婴儿。不论是采用哪种喂养法，都应注意不要给婴儿喂得过饱，因为消化不良会使湿疹加重。

患湿疹的孩子在护理上更应重视一些。洗脸洗身都应用温开水清洗，少接触肥皂，以免婴儿皮肤受到肥皂的碱性刺激，必要时可用淡盐水浸泡纱布敷在湿疹处止痒。婴儿的衣服要宽大，经常更换，保持清洁，避免细菌感染。衣服和被褥均应选用全棉布制作，忌用化纤或毛织品，避免接触鸭绒等容易引起过敏的物品。患湿疹较严重的婴儿，应禁止接种多种疫苗，不能注射预防针。一般在1～2岁以后，湿疹会自然减轻消退。

另外，在饮食上，患有湿疹的宝宝也要注意，避免吃海鲜类容易"发"的食物，应食用些清热、利湿、健脾的食品，推荐食谱如下。

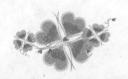

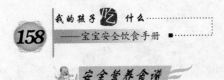

安全营养食谱

## 绿豆海带粥

材料:绿豆 30 克,水发海带 50 克,红糖、糯米适量。

做法:将绿豆、海带洗净,海带切末;将绿豆和糯米一起放入锅中,煮粥,待即将成粥时候,调入切碎的海带末,再煮 3 分钟加入红糖即可。

功效:清热解火,温和补胃。

## 冬瓜汤

材料:带皮冬瓜 250 克。

做法:将冬瓜洗净,带皮切块,煮汤食用。

功效:利尿消肿。

## 薏苡仁红豆汤

材料:薏苡仁 30 克,红小豆 15 克,白糖适量。

做法:将薏苡仁、红豆一起放入锅中,加水同煮至豆烂,酌加白糖,早晚分服。

功效:利湿、健脾。

## 马齿苋汁

材料:鲜马齿苋 30~60 克。

做法:用水将马齿苋煎汁,每日分数次服用。

功效:消毒、健胃。

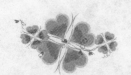

# 便秘预防调养食谱

便秘是经常困扰家长的婴幼儿常见病症之一。

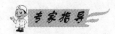 专家指导

小儿大便干硬,排便时哭闹费力,次数较平常明显减少,有时 2～3 天,甚至 6～7 天排便 1 次,即为便秘。由于小儿肠道功能尚不完善,临床一般不宜用导泻剂治疗,以防引发肠道功能紊乱;而中药又因其味苦,多数婴幼儿不愿接受,所以食疗无疑成为一种简便易行之法。

临床按便秘的伴随症状不同,将其分为暂时性便秘和习惯性便秘两种。前者较常见,多因饮食停滞,燥热内结,或热性病后耗伤津液造成,治疗宜清热通便;后者多因脾胃虚弱所致,治疗宜健脾运脾,滋润通便。

其中积热便秘的特点是大便干燥,坚硬如羊粪,排便困难,可伴有腹胀痛、口臭、手足心热等症。治疗需要清热润肠。虚证便秘的特点是大便时秘,排便困难,或大便先干后稀,并伴有形体消瘦、倦怠乏力、食欲缺乏等症状。

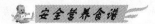 安全营养食谱

## 松子仁粥

材料:大米 100 克,松子仁 30 克,红糖少许。
做法:将米洗净煮粥,熟前放入松子仁,煮至粥成,加糖食用。
功效:润肠、补气。

## 黄芪苏麻粥

材料:黄芪 10 克,苏子 50 克,火麻仁 50 克,粳米 250 克。

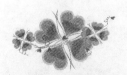

做法:将黄芪、苏子、火麻仁洗净、烘干,打成细末,倒入200毫升温水,用力搅匀,待粗粒下沉时,取药汁备用。洗净粳米,以药汁煮粥。

功效:适用于气虚便秘。

# 杏仁羹

材料:杏仁10~20克,山药50克,胡桃肉20克,蜂蜜适量。

做法:将前三味洗净去皮打碎和匀,加水适量煮沸,加蜂蜜,频服。

功效:杏仁味苦,适用于胃火便秘。

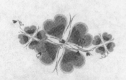

# 暑热症预防调养食谱

夏季天气炎热,宝宝经常因外界环境升高而出现体温上升的状况。这种呈现发热的状况,与细菌感染无关,医学上称它为"暑热症"。

**专家指导**

暑热症大多发生在6个月到3岁的宝宝身上。这是因为宝宝在3岁以前大脑的体温调节中枢尚未发育成熟,所以体温不能随着外界环境温度的升高而自行调节;汗腺功能也不足,出汗少而不容易散热。而且患暑热症的宝宝容易每年都发生。通常宝宝到了3~4岁后,身体内的体温调节系统逐渐成熟而不再发病。

当宝宝患暑热症时,通常会表现出热度很少超过40℃,体温随着外界环境温度变化而改变。发热从每天清晨开始,日间体温逐渐升高,下午渐降,到傍晚时最低,至次日清晨又开始升高;也有宝宝发热并不规则,可能忽高忽低。发热持续时间长久,病程1~2个月,也有长至3~4个月,在天气凉爽时渐渐好转;在房间温度低时,或把宝宝带凉爽之处时,体温会很快恢复正常。退热药没有效果,与其他病菌感染引起的发热病不同等症状。

单纯的"暑热症"不用服用药物,妈妈完全可以用食疗解决问题。

**安全营养食谱**

## 绿豆汤

材料:绿豆适量。
做法:将绿豆洗净、煮水,代茶频服。
功效:清凉去火,补充水分。

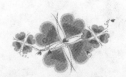

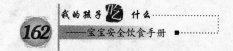
## 西瓜皮粥

材料:新鲜西瓜皮 250 克,大米适量。

做法:将新鲜西瓜皮与大米同时放入锅内,煮粥饮用。

功效:降火、补充维生素。

## 荷叶粥

材料:鲜荷叶 1 张,大米适量。

做法:将米洗净,放入锅中煮粥;利用煮粥时间将荷叶洗净切丝,待米将熟时加入荷叶,再煮 3 ~ 5 分钟,即可食用。

功效:中和火气,清爽开胃。

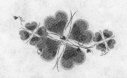

# 流涎预防调养食谱

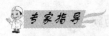
专家指导

　　流口水是每个宝宝成长过程中都要经历的一个过程,一般 6～8 个月大的宝宝最爱流口水。新生儿时期的宝宝是不会流口水的,因为他们的唾液腺不发达,分泌的唾液较少,宝宝嘴里没有多余的唾液流出。加上此时宝宝的主食是奶或流质食品,对唾液腺的刺激不大。

　　6～8 个月大的宝宝最爱流口水,是因为此时宝宝正是长牙期。乳牙萌出时,小牙顶出牙龈向外长,会引起牙龈组织轻度肿胀不适,刺激牙龈上的神经,唾液腺反射性地分泌增加。由于唾液偏酸性,里面含有消化酶和其他物质,因口腔内有黏膜保护,不致侵犯到深层。但当口水外流到皮肤时,则易腐蚀皮肤最外的角质层,导致皮肤发炎,引发湿疹等小儿皮肤病。

　　随着婴幼儿的生长发育,发育较快的孩子一岁半时就会停止流口水,而大部分孩子在两岁之前,也会因为肌肉运动功能的成熟,逐渐有效地控制吞咽动作,嘴边也不再湿嗒嗒了。

　　在宝宝流口水时,家人除了要及时为他擦去口水,常用温水洗净口水流到处外,还要注意饮食,增加一些稍微硬一些的食物,锻炼宝宝吞咽能力,从而减轻宝宝流口水的症状。

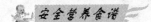
安全营养食谱

## 摄涎饼

　　材料:炒白术 20～30 克,益智仁 20～30 克,鲜生姜 50 克,白糖 50 克,白面粉适量。

　　做法:

　　1.先把炒白术和益智仁一同放入碾槽内,研成细末。

　　2.把生姜洗净后捣烂绞汁,再把药末同白面粉、白糖和匀,加入姜汁和清水和匀,做成小饼 15～20 块。

3.饼入锅内,如常法烙熟,备用。

功效:健脾摄涎。适用于小儿口角流涎。

## 益智粥

材料:益智仁 30～50 克,白茯苓 30～50 克,大米 30～50 克。

做法:

1.先把益智仁同白茯苓烘干后,一并放入碾槽内研为细末。

2.将大米淘净后煮成稀薄粥,待粥将熟时,每次调入药粉 3～5 克,稍煮即可。

3.也可用米汤调药粉 3～5 克稍煮。每日早晚 2 次,连用 5～7 天。

功效:益脾,暖肾,固气。适用于小儿遗尿,也可用于小儿流涎。

## 姜糖神曲茶

材料:生姜两片,神曲半块,食糖适量。

做法:将生姜、神曲、食糖同放罐内,加水煮沸即成。

功效:健脾温中,止涎。

## 白术糖

材料:生白术 30～60 克、绵白糖 50～100 克。

做法:先将生白术晒干后,研为细粉,过筛;再把白术粉同绵白糖和匀,加水适量,调拌成糊状,放入碗内,隔水蒸或置饭锅上蒸熟即可。每日服 10～15 克,分作 2～3 次,连服 7～10 天。

功效:燥湿,补气,温和脾胃。

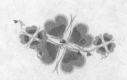

# 百日咳预防调养食谱

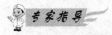 专家指导

　　冬末春初,经常看见宝宝会一阵阵的、成串的、接连不断的咳嗽。有时甚至会呈现痉挛症的咳嗽,即一阵咳毕,伴有一次深长的高音调的吸气声。痉咳时患儿咳得面红耳赤,舌向外伸,身体弯曲成团,甚至两眼突出,眼红流泪,痛苦万分。这就是小儿常见的百日咳。

　　百日咳,其实并不指要咳满一百日,而是因为这种咳嗽通常持续时间比较长,需要3个月左右,所以才叫百日咳。百日咳的产生,主要是百日咳杆菌及其内毒素引起下呼吸道黏膜炎症,并产生大量黏稠的脓性渗出物所致,声音类似公鸡打鸣。之所以会出现这种症状,主要是由于一连串不停地咳,憋得喘不过气来,由于肺部换气的迫切需要而不得不吸口长气,较多的空气急速地通过痉挛的声门时就会产生一种高调,像公鸡或鸟啼一样。

　　通常,1~5岁的宝宝容易患百日咳,而3个月以下的小婴儿应特别注意。因为新生儿胸廓较软弱,咳嗽无力,喉和支气管腔狭小,痰液易阻塞,所以往往咳嗽三四声即出现屏气、面色发绀,严重者窒息,甚至呼吸、心跳停止。所以,尤其要注意,如果发现宝宝有这样的咳嗽,一定要及早就医。

　　患百日咳后,除药物治疗外,精心的护理是减轻病情的关键。父母可以给孩子准备以下食物。

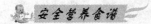 安全营养食谱

## 花生冰糖饮

材料:花生米60克,冰糖20克。
做法:用水先煎花生米,待熟软加入冰糖继续煮。
功效:润肺和胃。

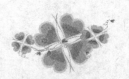

## 橄榄冰糖

材料:鲜橄榄核2个,冰糖10克。

做法:

1.将鲜橄榄核打碎,加水适量煎煮。

2.当橄榄味出时,加入冰糖调味。

功效:清热润肺,化痰止咳。

## 川贝雪梨猪肺汤

材料:川贝母8克,雪梨1颗,猪肺20克,冰糖少许。

做法:

1.将川贝母洗净,雪梨去皮切成小块,猪肺洗净,挤去泡沫,切成块。

2.以上原料一起放入砂锅,加冰糖、水适量,煮沸后改文火炖3小时。

功效:养阴润肺止咳。

## 薏苡仁杏仁粥

材料:薏苡仁15克,杏仁5克,冰糖少许。

做法:

1.将薏苡仁加清水适量,用旺火烧沸后,改用文火煮。

2.待薏苡仁半熟时,加入杏仁,继续用文火煮至熟,放入冰糖即可。

功效:益气健脾,润肺止咳。适用于恢复期气虚者。

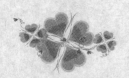

# 疔疮痈肿预防调养食谱

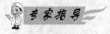专家指导

疔疮痈肿是宝宝常见疾病中皮肤病的一种。其中疖是由于人体皮肤的毛囊和皮脂腺经常受到细菌感染的摩擦和刺激而产生的。宝宝新陈代谢快更容易患疖。疖初起时局部皮肤红肿，以后红肿范围逐渐扩大，且高出皮肤平面。再过一段时间，疖中央处因组织坏死而渐渐变软，出现黄白色的小脓头，然后脓头脱落，流出脓液，局部红肿也逐渐消退而痊愈。一般情况下，本病不伴发热，仅伴局部淋巴结肿大、压痛等症状。

疖的形成一般是当全身或局部抵抗力降低，局部皮肤有擦伤、不清洁或经常受摩擦和刺激时，皮肤上的细菌就趁虚而入，致使皮肤下面的毛囊及皮脂腺发生化脓性感染而引起的。常见的疖多发生在面、颈、背、腋、腹股沟、会阴及小腿处。夏天宝宝出汗多，毛囊、皮脂腺及汗腺孔容易被阻塞，更容易生疖。

而痈是指几个相邻的毛囊及其所属的皮脂腺或汗腺的急性化脓性感染，是几个疖融合在一起而形成的，多发生在颈、背等皮肤较厚的部位。先自皮肤的一个毛囊底部开始，逐渐沿皮肤阻力较小的部分蔓延。局部皮肤为紫红色，有些水肿、红肿的界限不清，中央有许多小脓头。

随着肿块逐渐增大，表面脓头也增多，局部会有发红灼热，高肿疼痛，伴寒热、头痛、食欲缺乏等全身症状。脓头溃破后，外观上如蜂窝，中央的皮肤逐渐坏死。此时高热口渴，便秘溲黄，常伴有全身症状，如怕冷、发热、头痛等，局部淋巴结肿大，实验室检查发现白细胞总数增加。如果患处的细菌进入血液，则可能造成全身多处的化脓性病灶。

根据中医理论，疔疮痈肿这类皮肤病多是由于"内火"而起，所以在治疗上应以清热消暑为主，可以尝试给宝宝食用以下营养饮食。

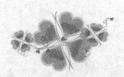

安全营养食谱

# 蒲公英地丁绿豆汤

材料:蒲公英 30 克,紫花地丁 30 克,绿豆 60 克。

做法:将蒲公英、紫花地丁洗净、切碎,入砂锅加水煎熬;去渣取汁 1 大碗;再放铁锅中同绿豆同炖成汤即成。

功效:具有清热解毒、凉血消肿的功效。

# 红糖绿豆沙

材料:绿豆 60 克,红糖少许。

做法:

1. 将绿豆洗净,先入清水中泡软。

2. 在锅中加入约 1 000 毫升水,放入绿豆,用旺火烧开,再用小火煮,至绿豆呈糜状,再加入红糖调味,稍煮即成。

功效:有祛热解毒、降压明目、利尿消肿之效。

# 海带绿豆糖水

材料:海带 60 克,绿豆 150 克,红糖少许。

制作:将海带、绿豆洗净,放入锅内,加入清水约 1 500 克,煮约 1 小时;取出海带叶,加入红糖即成。

功效:清热解毒,而且略有海鲜味,也可做夏季清凉饮料。

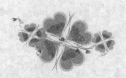

# 流行性腮腺炎预防调养食谱

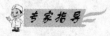
**专家指导**

流行性腮腺炎,俗称"痄腮",是由腮腺炎病毒引起的一种病毒性传染病,2 岁以上幼儿易患。流行性腮腺炎患病过程一般分为初期、病发期和消肿期 3 个阶段。其中初期会出现发热、精神不振、食欲缺乏、头痛等症状,这些并没有什么特异性。发病期时腮腺肿胀多为两侧同时发生,也可以先于一侧,1~2 天后对侧才出现肿胀。其特点是以耳垂为中心向周边蔓延,边界不清楚,肿胀部位的皮肤温度明显升高,有灼热感,触之有弹性。因为疼痛,患儿往往不让去碰它,张嘴、咀嚼时更明显。部分宝宝可同时出现颌下腺肿或舌下腺肿。7~10 天后进入消肿期,肿胀会渐渐消退,不会化脓。

流行性腮腺炎经直接接触或呼吸道飞沫感染,传染力极强,但一次感染后可获得终生免疫。中医认为它是由温毒侵袭所导致的,主要分为温毒在表、热毒蕴结两个症型,但是不管哪一种症型,饮食都应以清凉为主。

**安全营养食谱**

## 双豆汤

材料:绿豆 100 克,黄豆 50 克,白糖 30 克。

做法:将绿豆、黄豆加水适量,煮至烂熟,加入白糖搅匀。

功效:清热解毒,消肿定痛。每日 1 剂,分 2 次食用,连用 5 日。

## 凉拌金针菜

材料:金针菜 30 克,海带丝 30 克,盐、鸡精等调料适量。

做法:先用温水将金针菜浸泡、洗净;然后将黄花菜与海带丝同煮熟,沥去水分,放凉,加入调料拌匀即可。

功效:清热消肿散结。

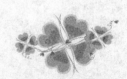

# 荸荠藕茅根茶

材料：荸荠、生藕、鲜茅根各等量。

做法：将三种食材加适量水同煮，去渣取汁。在过滤渣滓的时候，一定要仔细过滤。

功效：清热凉血，生津止渴。

# 银花凉茶

材料：鲜金银花60克或干品30克。

做法：将金银花稍加水浸洗后，放入砂锅内，加水适量煎沸3分钟，去渣取汤约250毫升。

功效：清热解毒。

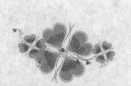

## 水痘预防调养食谱

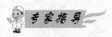 专家指导

　　水痘是由水痘病毒引起的,传染性很强。出水痘的孩子通常有发热、但体温不太高的情况。发热当天或次日,皮肤上就会一批一批地出现红色平坦的疹子,随后疹子高出皮肤表面,疹子内出现浆液,形成疱疹,然后结痂。所以1~2天后,皮肤上既有红色的不高出皮肤的瘢疹,也有高出皮肤表面的丘疹、疱疹及结痂。

　　出水痘部位以躯干为多,头面部较少。一般地说,水痘的痂脱落后不留瘢痕,但因皮疹痒,孩子经常用手去抓,如果继发细菌感染,则将来可能形成瘢痕。同时,轻的水痘没有什么并发症,但是少数孩子可并发肺炎、心肌炎及脑炎等。

　　水痘通常会自然痊愈,所以应以家庭护理为主,只有当体温很高,水痘频繁发生及出现并发症时,才考虑用药治疗。但父母应注意的是,孩子患水痘后要隔离起来,不与其他孩子接触,以免传染,直到干痂脱落之后。如果正常孩子接触过患过水痘的孩子,那么要观察21天,看看在这期间是否会发生水痘。

　　水痘多见于1~4岁的小儿,一年四季均可发生,但以冬春两季发病率较高。中医认为本病多风热毒邪侵袭,与湿浊相搏,外发肌表而成,临床主要分为风热挟湿、热毒炽盛两个症型。饮食上应以除湿、祛风为宜。

 安全营养食谱

### 金针苋菜汁

　　材料:金针菜30克,马齿苋30克。

　　做法:将金针菜、马齿苋一起放入锅中加水适量,煎煮20分钟,去渣取汁。

　　功效:清热解毒。

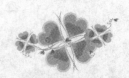

## 蜡梅绿豆粥

材料:取蜡梅花15克,绿豆30克,粳米50克,冰糖适量。
做法:
1. 先将蜡梅花水煎取汁,绿豆和粳米煮粥。
2. 粥将成时,加入蜡梅花汁和匀,再加冰糖调味。
功效:清热养阴解毒。

## 乌梅二豆汤

材料:乌梅2个,黑豆15克,绿豆15克。
做法:将3种食材研为粗末,用水煎取清汁。
功效:清热解毒,生津止渴。

## 三豆解毒水

材料:红豆、绿豆、黑豆各适量。
做法:将3种豆加水适量煎汤。
功效:清热解毒。

## 鲫鱼游竹笋

材料:鲜竹笋30克,鲫鱼1条,各种调料适量。
做法:将鲜竹笋洗净切片,鲫鱼去鳞及内脏,同煮汤。
功效:益气清热透疹。

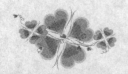

# 口疮预防调养食谱

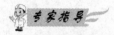 专家指导

口疮是指口腔黏膜、咽喉部或舌体上有疱疹或溃疡的一种疾病。口疮的发病原因,主要有心脾湿热上攻,或者先天遗毒、维生素 $B_2$ 缺乏、体弱、乳食不节、营养不良、腹泻脱水等。宝宝患口疮会出现口唇起泡,或者口腔黏膜、舌及齿龈处有淡黄或灰白色、大小不等的凝乳块样物或溃疡等,这直接影响吸乳和进食,因而发生小儿拒食、烦躁不安、啼哭不止、声音嘶哑、吞咽困难等症状;重者还可蔓延至鼻道、咽喉或气管,影响呼吸和进食。

中医理论,口疮可以分为心脾积热型和虚火上升两种类型。其中心脾积热主要表现为口唇、齿龈或舌上溃疡或疱疹,疼痛重,甚至拒乳或拒食,伴烦躁哭闹、流涎、大便干结等症;而虚火上升临床特征为口疮反复发作、口疮数量少、疼痛较轻、伴口干咽燥、午后潮热等症状。

患口疮病的婴儿,饮食应清淡易消化,乳品中少放糖类,食物宜新鲜,忌食油腻、煎炸和辛辣刺激食物;乳食不宜过热,膳食中要补充维生素 $B_2$、维生素 $C$ 含量高的食品,增加蔬菜、水果的摄入量。特别要多吃一些有清热解毒、利尿降火作用的食物,可选择番茄、葫芦、冬瓜、银耳、西瓜、豆腐、瘦猪肉、苦瓜、芹菜、荠菜、莲子、刀豆等。

 安全营养食谱

## 番茄糯米粥

材料:番茄 1 个,糯米 50 克,蜂蜜少许。
做法:
1. 将番茄洗干净,去皮取汁;糯米,淘洗干净。
2. 锅内放番茄汁,并入糯米,加水,用大火煮沸,小火熬粥。
3. 煮至粥成,再加入少许蜂蜜搅匀,即可食用。
功效:清热凉血,生津止渴。

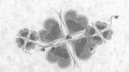

## 柿霜粥

材料:柿霜10克,粳米50克。

做法:

1. 将粳米淘洗干净。

2. 锅置火上,放入适量清水,入粳米,用旺火煮沸,后用文火煮粥。

3. 临熟时放入柿霜,搅拌均匀即可。

功效:能清热降火,润肺除燥。

## 西瓜皮水

材料:西瓜皮100克,白糖少许。

做法:将西瓜皮放入锅内,加水适量,用文火煎汁,酌加白糖调服。每日2~3次,连服4~5日。

功效:有解暑清热、止渴利尿作用。适宜于心脾积热所致的口疮患儿。

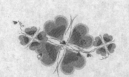

# 脓包疮预防调养食谱

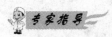

专家指导

脓包疮又称黄水疮,为婴幼儿常见的皮肤病。具有传染性,自家人可互相传染,常在幼儿园、托儿所中流行。病原菌绝大多数是金黄色葡萄球菌,少数为链球菌;亦可为混合感染。本病多发生于夏季及秋季闷热天气,主要是学龄前儿童,常有接触史,或先有痛痒性皮肤病,如痱子、湿疹等。一般1周左右脱痂渐愈。

在临床上,分为大包型脓包疮和化脓性脓包疮两型。其中大包型脓包疮是由葡萄球菌引起,好发于颜面、四肢等暴露部位,最初表现为少数散在的丘疱疹或水疱,米粒到绿豆大小,在1~2个月内迅速扩大成脓包。自觉痛痒,疱内含有大量细菌,传染性很强。脓包逐渐数目增多,易破裂,破后露出糜烂面,形成黄色厚疱。

化脓性脓包疮是由溶血性链球菌引起,包括与金黄色葡萄球菌的混合感染。最初症状为红斑点,迅速发展为薄壁水疱,进而变成脓包,周围有明显红晕,脓疮破裂后渗出液,干燥结成深灰绿色痂,痂不断向四周扩大,与邻近皮损互相融合,常常伴发淋巴结炎。此型好发于颜面四肢、鼻孔周围、耳郭及四肢暴露部位。脓包疮部位较浅,愈后不留瘢痕,但有暂时性色素沉着。约30%病例可引起急性肾炎,一旦孩子患有脓包疮,应予以重视。

要预防脓包疮除了让孩子注意个人卫生和环境卫生外,还应注意增强体质,可选用下列营养食疗法。

安全营养食谱

## 生地黄土茯苓瘦肉汤

材料:生地黄30克,土茯苓60克,猪瘦肉120克,调味品适量。

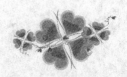

做法:

1.将猪肉洗净、切丝、勾芡,余药布包。

2.先将诸药加清水适量煮沸后,下肉丝,待沸后,调入葱花、姜末、料酒等。

3.煮至肉熟后,去药包,调入麻油、食盐、味精适量服食。

功效:可清热解毒。

## 赤小豆桑皮汤

材料:赤小豆60克,桑皮15克,紫苏叶10克,生姜2片。

做法:将桑皮、苏叶、生姜布包,同赤豆加水共煮,待煮至豆熟后,去药包,饮汤食豆。

功效:可清热利湿。

## 赤豆薏苡仁粥

材料:赤豆、薏苡仁各30克,大米50克。

做法:将大米淘净,与赤豆、薏苡仁加清水适量,同煮为粥,服食。每日2剂。

功效:可健脾利湿。

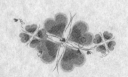

# 脾胃虚弱预防调养食谱

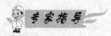 **专家指导**

脾胃虚弱可能与小儿的饮食习惯不良有关,有些小儿平时喜欢吃零食,特别是糖类食品,或是进餐前吃东西,如果汁等饮料,都会影响正餐的食欲。而小儿是纯阳之体,其脾胃功能常不足。

食物经过吸收后,由脾吸收其中的营养物质,并转输到全身,营养各脏腑器官。小儿若脾虚,就会出现不思饮食、面黄肌瘦、倦怠乏力、汗出恶风或腹胀便溏等症状。若不及时改善,会导致小儿营养不良,发育障碍,体质日虚。所以保护好小儿的脾是很重要的。适用于脾胃虚弱、胃纳不佳、体弱食少者的常见食物有山楂、山药、神曲、麦芽、茯苓、莲子肉、萝卜、肉、蛋等。下面营养专家就用这些材料,为脾胃虚弱的宝宝推荐几款健脾消食的宝宝餐。

 **安全营养食谱**

## 萝卜馅饼

材料:白萝卜 250 克,面粉 250 克,瘦猪肉 100 克,葱、姜、盐、鸡精适量。

做法:将面粉和成面团,将肉与萝卜剁碎成馅,加葱、姜、盐、鸡精等,做成馅饼,蒸熟或煎熟食用。

功效:治食欲缺乏、食后腹胀之症。

## 开胃补气排骨汤

材料:山楂 50 克,白萝卜 150 克,排骨 100 克,各种调味料适量。

做法:先将排骨煮熟,再入山楂、萝卜同煮至熟,加入调味料即成。

功效:适用于食欲缺乏、腹胀嗳气者。

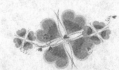

# 乳粥

材料:牛乳或羊乳适量,大米 60 克,白糖适量。

做法:先用米加水煮粥,待煮至半熟时去米汤,加乳汁、白糖同煮成粥。早晚餐热食,空腹时佳。

功效:乳类均有补血润燥作用,用于幼儿营养不良,发育缓慢,肢体羸瘦,气血不足,面色萎黄等。

# 大枣瘦肉汤

材料:大枣 10 枚,生姜两片,鸡内金 10 克,瘦肉 200 克。

做法:先将材料洗净,瘦肉切片后出水;然后将所有材料放入瓦煲内,加水煮约 1 小时,即可饮用。

功效:补脾、健胃。

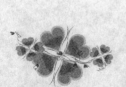

# 骨折预防调养食谱

从 3 个月开始,宝宝的求知欲和探索能力就大大地加强了。翻、爬等技能的掌握,也意味着随之而来的大大小小的意外伤害。宝宝 3 个月大开始学翻身,此时就得特别注意宝宝的安全。由于宝宝原本还不会翻身,所以许多父母都会放心地将宝宝单独留在床上或沙发上,却忽略了 3 个月大的宝宝正是学习翻身的时期,往往一转身,就发现宝宝从床上翻落在地了。

宝宝在 1 岁后,已经可以熟练地行走,在户外运动的时候,经常会发生妈妈叫他跑慢点,他还置之脑后的情况,此时的宝宝身体平衡能力还未发展成熟,还不知避忌危险,加之小儿筋骨未坚,很容易摔跤、骨折。

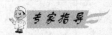 专家指导

小儿骨折之后,因生长发育较快,所以恰当地对合复位尤其重要,以免愈合后影响功能活动。经过治疗,在骨折愈合期配合适当的食疗,对于促进骨折的愈合,加强肌肉筋脉的恢复,以及伤愈后的功能锻炼,都可收到很好的辅助治疗效果。

安全营养食谱

## 大骨汤

材料:动物骨 250 克,红枣 15 ~ 20 枚,生姜数片。

做法:

1. 将骨头洗净捣碎,与红枣、生姜同置瓦煲内,加水适量。

2. 武火烧开,后以文火烧 2 小时以上。

3. 汤成之后调味即成。供午、晚餐时饮用,连服 5 ~ 7 天。

功效:有益髓养血、帮助骨生长的功效。用于骨折经对位固定治疗的早期阶段,有促进骨折愈合,早日形成骨痂的作用。

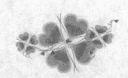

# 牛筋汤

材料:千斤拔 50 克,牛筋 250 克,生姜适量,红枣数枚。

做法:

1. 将牛筋剔除白膜,洗净切段。

2. 与千斤拔同置锅内,加红枣、生姜,放适量水同煲 2 ~ 4 小时,调味后即成。作为佐餐汤水饮用,以晚餐食用为好。

功效:有补气血、壮筋骨、舒筋活络、祛风利湿的功效。用于骨折复位、骨痂形成后,并开始做功能锻炼的阶段,有促进功能恢复的作用。

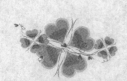

# 哮喘发作期预防调养食谱

　　宝宝常见的呼吸系统疾病就是哮喘,临床以发作性哮鸣气促、呼气延长为特征,是一种病因复杂的变态反应性疾病。

**专家指导**

　　哮喘发病年龄大多在 3 岁以后,患儿通常有家族和个人过敏史,有婴儿湿疹史。病情发作时以阵发性气喘、胸闷为主,可无发热、咳嗽等症状,常由花粉、粉尘、螨虫、羽毛、塑料、牛奶、鸡蛋、鱼虾、阿司匹林、青霉素等过敏源所引起。冷空气或剧烈运动,也可以成为发作的诱因。花粉过敏者的发作,有明显的季节性,如五月或十月气候交接或花粉季节。

　　哮喘经常在夜间突然发作,有时彻夜难眠,而白天症状则明显减轻。发作时,病情较重的宝宝往往不能平卧,出现面色苍白、鼻翼扇动、四肢末端发绀、身上出冷汗等症状。如果这种状态持续存在,将会使宝宝发生严重的缺氧,最后导致呼吸衰竭而危及生命。

　　更为重要的是哮喘常常反复发作,用抗生素治疗并不能缓解病情。在临床上,哮喘病症表现出寒性哮喘和热性哮喘两种类型。其中寒性哮喘多见于冬季或哮喘发病的早期,临床特点为咳嗽、哮鸣、呼气延长、气急喘促、痰液清稀、色白多沫、四肢不温、面色苍白,或伴鼻塞流涕。而热性哮喘多见于体质壮实者或有慢性呼吸道炎症者,临床特点表现为咳嗽哮鸣、呼气延长、痰多色黄、口渴咽干、大便干结,或伴有发热。

　　哮喘除了药物治疗外,饮食调养也是十分重要的。

**安全营养食谱**

## 百花膏

　　材料:鸡蛋白膜 30 个,麻黄 30 克,款冬花 50 克,百合 50 克,蜂蜜 60 克,鲜生姜汁 1 匙。

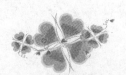

做法：将鸡蛋白膜微炒；然后将上述材料均先浸一晚，文火煎熬2遍，滤汁；加入蜂蜜、鲜生姜汁，收成清膏约500克，分作1周服。每日2～3次，每次1羹匙。

功效：清火、润肺。

## 冰糖白果

材料：白果仁5个，冰糖5克。

做法：将白果仁微炒，与冰糖共捣碎，开水冲泡，每日1～2次。

功效：温脏腑、润喉咙。

## 杏梨枇杷饮

材料：杏仁10克，大鸭梨1个，枇杷叶10克。

做法：将杏仁去皮尖、打碎；枇杷叶去毛、烤干；将梨切成块，与枇杷叶、杏仁同煮，可入少许冰糖调味，去渣代茶饮。

功效：消火、调理肠胃。

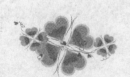

# 哮喘缓解期预防调养食谱

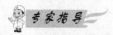

**专家指导**

　　由于饮食本身有时就有诱发或加重哮喘的作用,所以哮喘患儿应注意避免饮食过咸、过甜或过香辛辣之物。此外,对某些食物如鱼、虾等过敏的小儿,应忌食之,尤其是在小儿感冒时,不要喂食鱼、虾、蟹等水产品,以免诱发或加重病情。而在哮喘疾病的发作期和缓解期两个阶段中,缓解期的饮食治疗尤为重要,往往能收到事半功倍的效果,而且饮食治疗扶正不伤正,易为孩子和家人接受。

　　哮喘缓解期是指两次哮喘发作之间的间歇期,此时虽没有哮喘症状,但由于哮喘的反复发作,患儿往往表现为正气不足的情况。中医认为这多与肺、脾、肾三脏功能不足有关,患儿常有神疲乏力、面色少华、容易出汗等症状,配餐的原则是扶正固体,通过补益肺、脾、肾三脏,以减少或控制哮喘的发作。

**安全营养食谱**

## 玉味汤

　　材料:黄豆 50 克,玉竹 10 克,山药 15 克,黄芪 20 克,白梨 1 个。

　　做法:将玉竹、山药、黄芪、白梨加水适量,加黄豆共煮;不仅要将黄豆煮至熟,而且应余汁 150 毫升左右。每次 15 毫升,每日 3 次。

　　功效:用于肺脾不足者。

## 双仁蜜饯

　　材料:炒杏仁 250 克、核桃仁 250 克、蜂蜜 500 克。

　　做法:将炒杏仁放锅内加水适量,煎煮 1 小时,再加核桃仁共煮,待汁将干锅时,加入蜂蜜,拌匀煮沸即可。

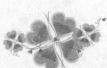

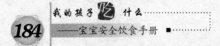

功效:适用于肺肾两虚者。

## 参枣米饭

材料:党参10克,大枣20枚,糯米250克,白糖50克。

做法:参、枣洗净泡发,水煮半小时,捞出党参、枣,汤备用。糯米加水适量,蒸熟成饭。置枣于饭上,再把汤汁加白糖煎熬成黏汁,浇于枣饭上。

功效:适用于脾气不足者。

## 山药茯苓包

材料:山药粉100克,茯苓粉100克,面粉200克,白糖300克,植物油适量,青、红椒丝少许。

做法:将山药粉、茯苓粉加水适量调成糊状,蒸半小时后,调面粉、白糖,加发酵粉及少许碱面发酵,以植物油及青、红椒丝少许为馅料,包成包子,蒸熟即可。

功效:适用于脾虚者。

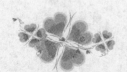

# 胖宝宝预防调养食谱

随着人们生活水平的不断提高，生活中的胖宝宝也逐渐增多，其中不乏肥胖症宝宝。所谓儿童肥胖症是指儿童因长期能量摄入超过消耗，导致体内脂肪积聚过多而造成的疾病。

**专家指导**

一般认为，体重超过按身长计算的标准体重的 20% 即可称为肥胖症。国内调查结果表明，目前儿童肥胖症的发病率已达 10% ~30%，且呈逐渐上升趋势，年龄越小，超重现象越突出。很多老人认为，宝宝越胖越健康，胖宝宝说明不缺乏营养。但其实肥胖并不等于健康，相反，它通常会给宝宝生理及心理带来很多负面影响。在生理上，肥胖儿患上血黏度增高、红细胞携氧能力下降，并由肥胖导致的呼吸困难的可能性，要大大地高于非肥胖的宝宝。

另外，肥胖宝宝脑细胞会出现不同程度的缺氧，从而造成患儿嗜睡，记忆力减退，对外界刺激反应迟钝，进而影响智力发育。肥胖对宝宝更重要的影响是对儿童心理因素的影响，肥胖的儿童因为体重原因，行为会相对笨拙，他们在集体活动或游戏中往往处于不利地位，甚至采取退缩态度，容易产生自卑、抑郁心理。久而久之，这些肥胖的孩子行为锻炼相对较少，造成恶性循环，极大地损害了幼儿的身体健康，因此父母要注意调整宝宝的饮食，帮助宝宝控制体重。

爸爸妈妈要协助宝宝控制体重，最佳方法就是在宝宝饮食上注意均衡营养。中医学认为，引起肥胖的原因主要是由嗜食膏粱厚味，伤脾，生湿聚痰而成，故治疗多采用健脾化痰祛湿法。同时要注意纠正不科学的饮食习惯，少食精粉类、油炸类食物，多食富含纤维的蔬果及粗粮，并可配用饮食疗法。

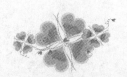

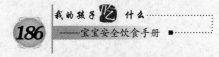
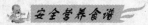

## 冬瓜粳米粥

材料:冬瓜 100 克,粳米 30 克。

做法:将冬瓜去皮、洗净,切成小块;将粳米煮粥;待粥快熟时,加入冬瓜,熟后食用即可。

功效:清理肠胃。

## 红果汤

材料:山楂 15 克,枸杞子 10 克。

制作:将两种水果清洗干净,用沸水冲泡,代茶饮即可。

功效:补气、调血。

## 海带乌梅饮

材料:海带 20 克,酸梅或话梅 1 个。

制作:将海带、梅干洗净;用 150 毫升沸水浸泡海带、梅干,待梅干和海带泡开后,即可饮用。

功效:可帮助控制饮食。

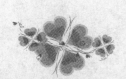

# 幼儿遗尿预防调养食谱

宝宝幼小,不能控制自己的排尿是正常的现象。待宝宝长到1岁左右,基本可以提醒爸爸妈妈,到"嘘嘘"或者"嗯嗯"的时候,会有不同的表现,并且会"啊啊"地叫。到3岁时候,宝宝基本上可以明确地告诉爸爸妈妈,自己想要尿尿了,或者拉臭臭了。此时,由于小儿中枢神经系统发育尚未成熟,熟睡后常遗尿,一般不视为疾病。

**专家指导**

如果宝宝3岁以后还遗尿频繁,应作病症对待。此症极为顽固,有至10余岁不愈,俗称"尿床"。古代医家认为"膀胱不约为遗溺",一般属于虚证。因膀胱属肾所主,肾脏虚寒则不能制约膀胱,膀胱不能约束,水失所主。治疗以益肾固摄为主。

**安全营养食谱**

## 肉苁蓉粥

材料:肉苁蓉10~30克,精羊肉30~60克,粳米30~60克,姜葱少许。

做法:先将肉苁蓉置砂锅煮烂,留汁去渣,再入羊肉、粳米慢火煮成稀粥。粥成后入姜葱,再煮沸即成。调味后作为晚餐食用。

功效:可治肾虚不足、阳虚便秘、遗尿诸症。

## 猪肾粥

材料:猪肾2枚,粳米50克,姜、葱适量。

做法:将猪肾洗净,用开水稍烫浸泡去除腥异味,与粳米合煮成粥,将熟时入姜葱。调味后适宜晨起作为早餐食用。

功效:本粥有补肾强腰、健脾和胃的作用。可治遗尿诸症,常食有较好的辅助治疗作用。

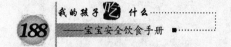

# 猪膀胱糯米饭

材料:猪膀胱1个,糯米适量,荔枝肉30克。

做法:将猪膀胱切开洗净,糯米、荔枝肉塞入猪膀胱内煮熟。分次食用,或每日食干荔枝10个。

功效:本膳能补肺益脾、固脬缩尿。适宜婴儿尿床,并见体虚多汗、容易感冒者等。

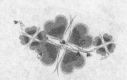

# 婴幼儿泌尿系统疾病预防调养食谱

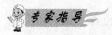 **专家指导**

　　幼儿常见有尿频、尿急、尿痛及排尿困难的病症,有的还伴有发热,医学上称为泌尿道感染,是指肾脏、肾盂、膀胱尿道的细菌感染而引起的炎症病变,发病率较高。女孩多于男孩,常在排尿时哭闹,并惧怕小便,有时可看见孩子的尿道口充血稍红肿,有的可见异常的分泌物。

　　尿频、尿急属于中医"淋证"的热淋范畴,多因湿热蕴结下焦而致,治疗应以清利湿热为主,慢性者健脾补肾,辅以渗湿。一般本病可以治愈,较少留有后遗症,但应在急性期彻底治疗,避免转为慢性。平时应让小孩穿干净的裤子,特别是在地下玩时,千万不能让孩子光着屁股玩,避免感染。食疗对本症有较好的辅助治疗作用,对解除排尿时的痛苦,恢复排尿通畅有特殊的疗效。

 **安全营养食谱**

## 红豆汤

　　材料:红小豆 100 克,红糖适量。

　　做法:将红小豆洗净,加水适量煎汤,汤成加红糖,随意饮用。

　　功效:红豆汤加红糖,能补中缓急、和血行瘀,起到利尿除湿、和血止痛的功效。用于尿急尿痛,小便不利。

## 藕茅饮

　　材料:鲜藕 120 克,鲜茅根 120 克。

　　做法:将藕切片,茅根切碎(无鲜品也可用干品 30 克),同煎代茶饮,不拘时频饮。

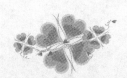

功效:本饮有很好的清热利尿、解毒止血的功效。用于膀胱炎之尿痛、尿急、尿血。

## 车前叶粥

材料:新鲜车前草叶 30~60 克、葱白 1 茎、粳米 30~60 克。

做法:将车前叶洗净、切碎,同葱白煎汁,去渣后入粳米煮成稀粥。日服 2 次,3~5 天一疗程。

功效:用于急性或慢性泌尿道感染,见尿频、尿急、尿痛者。也可治疗急性肠炎,大便水泻以及菌痢。

## 桑寄猪蹄汤

材料:桑寄生 50 克,猪蹄 1 只,花生 30 克。

做法:将上述食材洗净后同置锅内,加水适量煲 1~2 小时,汤好调味即成。饮汤,隔 2~3 天 1 次,可服 3~5 次。

功效:有补肝肾、益精血、通经脉的作用。能促进泌尿功能恢复,促进局部血液循环。

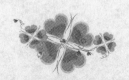

# 婴幼儿假性近视预防调养食谱

小儿出生后,会有一段时间斜视或者弱视,这是正常的现象,父母不用担心。但是有些宝宝3岁左右还出现弱视时,父母应格外注意。这里所讨论的假性近视就包括了上述这种情况,即包括了幼儿期的可调节性近视,也包括了由于习惯等原因造成的弱视。前者可通过配戴眼镜矫正视力,后者则不能通过戴眼镜矫正视力。

**专家指导**

小儿眼肌及眼球调节系统发育尚未完善,所以如不注意生活卫生,养成不良的看书及写字姿势,则容易出现近视及弱视。当然,幼儿期的近视、弱视,只要不是遗传因素导致,一般可以通过矫治而提高或恢复视力。食疗对于幼儿期的这些视力功能障碍,有一定的辅助治疗功效,爸爸妈妈不妨试一试。

**安全营养食谱**

## 菊花枸杞子猪肝粥

材料:蟹爪白菊花2朵,枸杞子15克,猪肝60克,大米60克。

做法:

1. 菊花去蒂,猪肝切片。

2. 先将菊花、枸杞子与大米煮粥,待粥将成时加入猪肝,稍煮数沸,猪肝刚熟调味即成。早晚食用,可间隔服食一段时间。

功效:白菊花清肝明目,为治眼疾的常用药物。枸杞子滋养肝肾,养血明目。猪肝能补肝养血,起到明目滋补作用。用于假性近视、肝肾不足、气血两虚、疳疾上目、视力下降、夜视不明等。

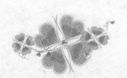

## 黄精瘦肉汁

材料:黄精 15～30 克,猪瘦肉 100 克。

做法:将黄精稍洗,猪瘦肉切片。先以黄精煮汁,取药汁与瘦肉置碗内,隔水炖约 1 小时。每晚食用,3～5 天为一疗程。喝汤食肉。黄精煮后也可食用。

功效:本汤汁有滋阴养血、明目作用。用于血虚疟疾、视力下降、面色萎黄、胃纳不佳。

## 鹌鹑炖枸杞子

材料:鹌鹑 1 只,枸杞子 10 克。

做法:将鹌鹑宰杀去毛及内脏,洗净,与枸杞子同置盅内,隔水炖 1～2 小时。调味服食,饮汤及吃肉。

功效:有健脾益血、养肝明目的功效。用于营养不良、疳疾上目、视力下降。

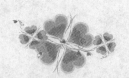

# 婴幼儿咽喉肿痛预防调养食谱

宝宝在发热时候,常见有咽喉肿痛的症状。通常口咽和喉咽部病变,就会呈现咽喉肿痛,常见于患有急性扁桃体炎、急性咽炎和单纯性喉炎、扁桃体周围脓肿等疾病的宝宝。其中最为常见的就是感冒宝宝的咽喉肿痛。有部分患儿因气候干燥,或饮水太少,或过食咸甜辛辣之物引起。

**专家指导**

咽喉肿痛以咽喉部红肿疼痛、吞咽不适为特征,又称"喉痹"。常伴有咽喉赤肿疼痛,吞咽困难,咳嗽,伴有寒热头痛,脉浮数,为外感风热;咽干,口渴,便秘,尿黄,舌红,苔黄,脉洪大,为肺胃实热;咽喉稍肿,色暗红,疼痛较轻,或吞咽时觉痛楚,微有热象,入夜则见症较重的症状。这是肾阴不足的原因。

在饮食上,可参照以下安全营养食谱。

**安全营养食谱**

## 花果饮

材料:无花果干品 7 枚,金银花 15 克。

做法:将无花果、金银花放入沸水中,当茶饮。

功效:消炎、止痛。

## 橄榄茶

材料:绿茶、橄榄各 6 克,胖大海 3 枚,蜂蜜 1 匙。

做法:先将橄榄放入适量水中煎煮片刻,然后冲泡绿茶、胖大海,闷盖1~2 分钟,调入蜂蜜,多次饮服。

功效:清火、润喉。

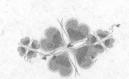

## 雪梨川贝饮

材料:大雪梨 1 个,川贝末 3 克,冰糖 15 克。
做法:将雪梨洗净,去皮去核,装入川贝末、冰糖,隔水蒸熟后食用。
功效:润肺止咳。

## 芹菜蜜膏

材料:芹菜 1~1.5 千克,蜜少许。
做法:芹菜洗净捣汁,加蜜少许,文火熬成膏,每天半匙,开水冲服。
功效:芹菜有消肿、止痛的功效。

## 萝卜姜糖饮

材料:白萝卜 1 根,姜汁 30 克,白糖 30 克。
做法:生萝卜洗净,捣烂取汁 24 克,加入姜汁拌匀,然后加白糖,水煎频饮。
功效:白萝卜清火、润肺。

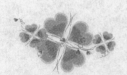

# 婴儿五软预防调养食谱

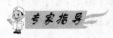

专家指导

　　中医有小儿五软、五迟之说,其中五软是指头软、颈软、手足软、肌肉软、口软;而五迟是指立迟、行迟、发迟、齿迟、语迟。导致小儿五软的因素分为先天因素和后天因素两种。先天因素是指父精不足,母血气虚,以致禀赋不足,精气未充,脏气虚弱,筋骨肌肉失其濡养而成。而后天因素是指小儿生下后,护理不当,或平素乳食不足,哺养失调;或体弱多病,久患咳嗽气喘;或大病后失于调养,以致脾胃亏损,气血虚弱,筋骨肌肉失于滋养所致。

　　无论是先天,还是后天因素导致,宝宝五软都会表现出脾肾两亏、头项软弱倾斜、不能抬举、口软唇弛、咀嚼乏力、常有流涎、手软下垂、不能握举、足软弛缓、不能站立,肌肉松弛、活动无力,舌淡苔少,气血虚弱,肢体软弱、四肢关节柔软、任意攀翻,神情呆滞、智力迟钝,面色苍白、四肢末梢不温,舌伸口外、唇白苔光,脉缓无力的症状。

　　治小儿五软,宜补气为主,在饮食上可参照以下食谱。

安全营养食谱

## 萝卜排骨汤

　　材料:胡萝卜、猪排骨各 250 ~ 300 克,生姜 2 片,料酒、盐、葱、鸡精各适量。

　　制作:

　　1.将胡萝卜、猪排骨洗净,切成块,加水适量。

　　2.将锅置中火上,炖约 2 小时。

　　3.将出锅时,调入料酒、盐、姜、葱,再煮 20 分,加入鸡精即成。可因人喜好添加其他佐料,如能加入米醋,使其汤中钙质更易被吸收。

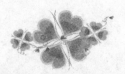

功效:胡萝卜可促进血红蛋白的生成,故有补血作用;排骨可益精髓、强骨。此汤有润燥滋阴、养筋强骨之功效。小儿行动迟缓,筋骨发育欠佳者食之有疗效。

## 丝瓜猪肝汤

材料:丝瓜 250 克,虾皮 30 克,猪肝 50 克,葱花、姜丝各适量,食油少许。

制作:将丝瓜去外棱,洗净,剥两半,切成段,再去瓜瓤;猪肝洗净切片;虾皮用水浸泡;起油锅,入姜丝、葱花炒香,再入猪肝,略炒,倒入虾皮和适量清水,烧沸后投入丝瓜,再煮炖 3～5 分钟即成。

功效:有通络行血、补钙强骨之功效。对小儿缺钙形成的四肢柔软有治疗作用,可防治佝偻病和促进牙齿发育。

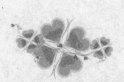

# 宝宝"上火"预防调养食谱

日常生活中,常常会见到"上火"宝宝,同时这些宝宝都会有或轻或重的便秘、尿黄、贪睡、口舌生疮等症状。这是由于各种细菌、病毒侵袭宝宝身体,或是积食、排泄功能障碍等原因导致的。

 **专家指导**

小儿的脾胃功能还不健全,而生长发育很快,需要的营养物质较多,如果饮食不合理,再加上孩子皮肤发育也不完善,不能很好地锁住体内的水分,容易造成水分流失,所以易引起"上火"。而秋冬季节气候干燥,更是"上火"的高发期。要格外注意饮食调解。

**安全营养食谱**

## 莲子汤

材料:不去莲心莲子30克,栀子15克,冰糖适量。

做法:将栀子用纱布包好,与莲子一起水煎,水开时加冰糖适量,待糖融化,吃莲子喝汤。

功效:去心火。

## 菊花猪肝汤

材料:猪肝1付,菊花30克。

做法:将猪肝、菊花洗净,猪肝切片;用纱布将菊花包好,与猪肝放一起共煮至肝熟,吃肝喝汤。

功效:可去肺火。

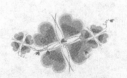

## 川贝雪梨饮

材料：川贝母 10 克，梨 2 个，冰糖适量。

做法：将川贝母捣碎成末，梨削皮切块；然后与冰糖一起放入锅中，清水适量炖服。

功效：去肝火。

## 山茱萸枸杞猪腰汤

材料：猪腰 2 只，枸杞子、山茱萸各 15 克。

做法：将上述食材放入砂锅内煮至猪腰子熟，吃猪腰子喝汤。

功效：去肾火。

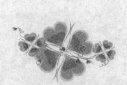

# 婴幼儿水肿预防调养食谱

水肿是指皮肤水肿,皮色鲜泽而薄,按之陷下有坑的一种表现症状。其肿自上而下,或自下而上,也有从腹部开始渐及四肢全身。

**专家指导**

儿科水肿临床多见于急、慢性肾炎,肾病综合征,营养障碍,先天性心脏病,心力衰竭等疾病。中医将水肿分为"阳水""阴水"两类,但不论何种类型,在治疗上,都按"腰以下肿,当利小便;腰以上肿,当发汗乃愈"的原则进行治疗。在治疗过程中,配合适当的食疗药膳,对症状的减轻、水肿的消退、病后的恢复等都有一定的作用。

**安全营养食谱**

## 生鱼葛菜汤

材料:100～150克的鲜生鱼1条,鲜葛菜约60克,红枣5枚。

做法:将生鱼去鳞除内脏,洗净,原条与鲜葛菜及红枣加水文火煲2～3小时。调味喝汤吃菜及鱼。

功效:有滋阴利水、清热去湿作用。用于小儿慢性肾炎水肿,小便不利者。

## 薏苡仁防风饮

材料:生薏苡仁30克,防风10克。

做法:将两药加水适量煎水。代茶饮用,每日1剂。

功效:本饮主要有散风利水渗湿功效。用于头面部水肿为主的风水症,见皮肤光亮,按之凹陷而易恢复,小便量少者。

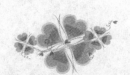

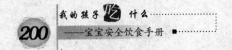

# 冬瓜皮蚕豆汤

材料:冬瓜皮60克,蚕豆50克。

做法:上两物加清水约3碗,煎取3小碗,去渣。每日饮用,持之以恒。

功效:冬瓜皮专于利水消肿。蚕豆味甘、性平,能健脾益胃、利小便、止血。本方有健脾、利湿、消肿的作用。用于脾虚水肿久治不愈或慢性肾炎水肿。

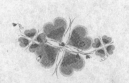

# 婴幼儿麻疹预防调养食谱

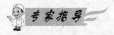 专家指导

　　麻疹是一种病毒感染导致的疾病,起病时孩子会发热,而且两眼结膜充血,咳嗽时会眼泪汪汪,症状类似感冒。但是发热 3~4 天后,就会出现红色皮疹。通常先从耳后开始,逐渐蔓延到颈部、脸部、躯干和四肢,手心、脚心也出疹时,说明疹子已出齐。此时,如果没有什么并发症的话,体温会逐渐下降,疹子按出现的顺序逐渐消退,以后皮肤脱屑,有色素沉着,经过 10~14 天后完全消失。

　　关于麻疹的治疗,父母的细心护理是关键,没有特别的治疗方法。孩子患麻疹期间,应吃流质或半流质的饮食;每天要清洁口腔 2~3 次,并要及时除去眼部的分泌物;室内光线不应太暗,房间要暖和,防止孩子着凉。然而如果宝宝出现高热持续不退,疹子出后突然隐退,四肢冰凉,咳嗽,气急,咳嗽有喘吼声,发音嘶哑,有瞌睡、惊厥等情况时,说明麻疹产生了严重的并发症,需送医院进一步检查及治疗。症状轻者可试试以下安全营养食谱。

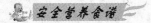 安全营养食谱

## 荸荠萝卜汁

　　材料:鲜荸荠 10 个,鲜萝卜汁 500 克,白糖适量。
　　做法:将鲜荸荠削皮与鲜萝卜汁一同煮开,加白糖适量。
　　功效:清热养阴,解毒消炎。适用于疹后伤阴咳嗽者。

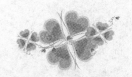

# 荸荠酒酿

材料:酒酿 100 克,鲜荸荠 10 个。

做法:将荸荠去皮、切片,与酒酿一起,加水少许,煮熟。吃荸荠饮汤。每日分 2 次服。

功效:清热透疹。适用于小儿麻疹、小痘以及风热外感。

# 红萝卜芫荽汤

材料:红萝卜、芫荽各适量。

做法:将红萝卜、芫荽洗净,萝卜切丝,芫荽切段,同煎汤。每日 2 次,适量饮服。

功效:清热透疹。适用于麻疹。

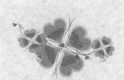

# 婴幼儿其他胃肠疾病预防调养食谱

**专家指导**

　　婴幼儿常见的其他胃肠疾病还有坏死小肠结肠炎和肠道寄生虫感染。其中坏死小肠结肠炎大部分发生于早产儿身上,而肠道寄生虫感染也是危害宝宝健康的常见病之一。蛔虫和蛲虫是比较常见的寄生虫。主要症状是宝宝有时出现原因不明的腹痛、食欲缺乏、营养不良等,去医院检查大便是否有虫卵可帮助诊断。

　　肠道寄生虫感染多是由于宝宝不洁饮食引起的,因此防治这种疾病,首先就要教育宝宝养成良好的卫生习惯,饭前便后洗手,玩具定时清洗。此外,父母还应定期查大便,必要时驱虫;调整饮食,合理喂养,多给予宝宝高蛋白、高热量、高纤维素、易消化食物。水果应彻底清洗消毒或去皮后食用。

　　如果是2岁以上的宝宝,肠道感染了寄生虫,除了可服用驱虫药外,也可以通过配合饮食来除虫。

**安全营养食谱**

## 椰蓉堆

　　材料:椰蓉170克,白糖60克,鸡蛋2只,面粉15克,牛油30克,牛奶60克,发酵粉15克,椰油420克,香油少许。

　　做法:把白糖、椰蓉加牛奶、蛋液搅匀,再加入牛油及筛过的面粉和发酵粉、香油搅拌均匀,放约20分钟,待发酵粉发挥作用时备用;把约1汤匙椰蓉排在焗盆上,而且每汤匙之间要有空隙,以免焗油时发胀放不下;将焗盆放入焗炉内,用中火焗至椰蓉呈金黄色,约20分钟,再改用文火焗熟,即成。

　　功效:椰汁与椰肉味甘、性平、无毒,有益气生津、消疳杀虫等功效。

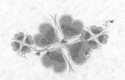

# 南瓜拌饭

材料:南瓜50克,米50克,白菜叶1片,食盐、食油和高汤各适量。

做法:将南瓜去皮后,取一小片切成碎粒;白米洗净,加汤泡后,放在电饭煲内,待水沸后,加入南瓜粒、白菜叶煮至米、瓜糜烂,略加油、盐调味即成。

功效:南瓜含维生素 A、维生素 $B_1$、维生素 $B_2$、维生素 C、胡萝卜素及蛋白质,有驱除蛔虫、绦虫之功效。

# 豆腐油菜心

材料:小油菜心200克,豆腐50克,冬菇12克,冬笋12克,香葱10克,料酒5克,淀粉5克,食油12克,黄豆芽汤50克,精盐、姜末各适量,香油、味精少许。

做法:将葱切成葱段;冬菇、冬笋洗净,去皮切成丝;油菜心洗净去叶,从根部去4厘米长,去叶取中间嫩心备用;豆腐用刀背压成泥,放入冬菇、冬笋、盐、味精、料酒、香油拌匀,上笼蒸10分钟取出,放入盘中,周围摆好菜心,中间放葱花;油锅加热,放入葱、姜炒一下,随下黄豆芽,将葱、姜捞出不用,加盐、味精,汤烧沸时,撇出浮沫,放入淀粉勾芡,淋上香油,浇在菜心上即成。

功效:油菜富含蛋白质及多种维生素,具有消毒解毒、行滞活血之功效。

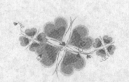

# 肝炎预防调养食谱

　　众所周知,肝脏的作用是产生助消化的胆汁,从而促进消化。肝炎的症状通常与新生儿生理性黄疸相似,从出生后2周起,会出现黄疸,但是情况要比生理性黄疸重得多。由于胆汁滞留在胆管内或肝脏,血液中胆红素含量迅速增高,所以黄疸情况会逐渐加强,2～3个月内都不会消失。并且由于胆汁无法流至肠部,粪便多为白色。如果没有及时治疗,肝脏会受到很大损害,甚至会发生肝硬化。

**专家指导**

　　肝炎有传染性肝炎和血清肝炎之分。其中传染性肝炎是肝炎病毒引起的,通常由患者粪便或者经口部传染,潜伏期为2～6周,医学上也叫甲型肝炎。血清肝炎也是肝炎病毒引起的,但是传播途径为接触患者血液或者母乳,9～10周的潜伏期过后,就会病发,医学上称为乙型肝炎。乙型肝炎患者中,有些在外表上完全没有症状,却可成为携带者,有些则在妊娠分娩时传给宝宝,所以应特别重视。

　　甲型肝炎最初有发热、头痛、食欲缺乏、呕吐、腹痛等症状,数天后会出现黄疸,肝脏肿胀、疼痛,肝机能降低等情况,大部分2～3周后会痊愈。但是父母也不应大意,因为治疗不当,甲肝也会转变为肝硬化。乙型肝炎一般属慢性,转为肝硬化的概率比甲肝大,而且有许多是无症状的患者,因此新生儿要检查肝功能,以能早发现、早控制。一旦发现,妈妈要在饮食上调整宝宝营养摄取。下面介绍几种适合肝炎宝宝的安全营养食谱。

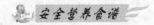

## 黑芝麻冰糖

材料:黑芝麻50克,冰糖50克

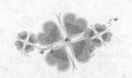

做法:

1. 黑芝麻炒熟压碎,等量的冰糖压碎。

2. 然后将两者搅拌均匀,夹在馒头中或掺入米粥里,每日 3 次,一次 3 勺,连续服用 2 个月以上,对已患一两年肝炎者有良好效果。

功效:清肝火。

## 泥鳅丝瓜汤

材料:泥鳅 150 克,丝瓜 100 克,调料少许。

做法:泥鳅在清水中清养两天,让其吐出污物;在煮丝瓜汤的同时,放入活泥鳅数条,煮熟后调味食用,可一天 1 次或一周 2 ~ 3 次。

功效:对急性肝炎效果良好,长期服用对慢性肝炎也有良效。

## 茵陈粥

材料:茵陈 30 ~ 60 克,粳米 50 ~ 100 克,白糖适量。

做法:先将茵陈洗净、煎汁、去渣,入粳米后加水适量,待粥欲熟时,加入白糖适量,稍煮一两分钟,煮沸即可。

功效:清利湿热,退黄疸。适用于急性传染性黄疸型肝炎。

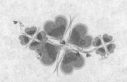

# 小儿惊厥预防调养食谱

在神经系统疾病中,惊厥是 6 个月至 2 岁的宝宝最容易患的一种病症,其中以 9 个月至 20 个月为高峰,是父母应该特别关注的疾病。

**专家指导**

惊厥可分为高热惊厥、无热惊厥和屏气惊厥。宝宝由于激烈哭泣而表现出的呼吸停止、脸色发绀现象,就是屏气惊厥,这种情况多见于 1 ~ 2 岁的宝宝。因为小孩的神经系统调控抑制和兴奋的能力比大人弱得多,因此一遇有感染、高热等病症时即会惊厥。

除了四肢抽动、摇头瞪眼外,小儿惊厥还伴有唤之不醒、口吐白沫、大小便失禁等特点。这种疾病较其他疾病好判别,但不同的疾病也有不同的惊厥表现。如刚出生的新生儿突然不开口,不会吃,稍有声音刺激便引起全身抽动,应首先考虑接生时是否感染了破伤风杆菌,从而引起惊厥;如有新生儿出生时上过产钳才娩出,头上有大血疱,突然抽风,不发热,应考虑颅内出血。

稍大一点的婴儿吃奶照常不误,四肢或面部突然抽动,不发热,应首先想到缺钙;如遇抽风又有发热,精神不振,呕吐,前囟门凸起,颈项僵硬,应考虑是否感染了脑膜炎或脑炎;3 ~ 5 岁宝宝突然不省人事,抽风咬舌,口吐白沫,大小便失禁,很可能是癫痫。

无论什么原因引起的惊厥,未到医院前,父母都应尽快地控制惊厥,因为惊厥会引起脑组织损伤。而在治疗之后,爸爸妈妈也要注意调节宝宝饮食。

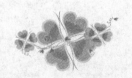

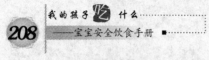

安全营养食谱

## 山药粥

材料：山药 30 克，对虾 1~2 个，粳米 50 克，食盐、味精各少许。

做法：将粳米洗净；山药去皮，洗净，切成小块；对虾择好洗净，切成两半备用；锅内加水，投入粳米，烧开后加入山药块，用文火煮成粥，待粥将熟时，放入对虾段，加入食盐和味精即成。粳米要先于山药入锅，以利熟烂。每日两餐间隔服食。

功效：山药健脾养胃；对虾能补肾助阳，益脾胃。有镇静作用，可作治疗小儿受惊吓的食品。

## 枸杞鲜蘑炒猪心

材料：猪心 500 克，枸杞 20 克，鲜蘑 200 克，葱、姜、蒜、料酒、盐、胡椒面、糖、醋各少许，玉米粉、酱油、花椒、食油各适量。

做法：将猪心洗净，投入锅内，加入酱油、花椒、葱、姜、盐、水煮 60 分钟后，捞出凉透，切成极薄片；鲜蘑用凉水洗净，切片；枸杞洗净；糖、醋、胡椒面、玉米调成汁；炒锅烧热，倒入少许油，放入葱、姜、枸杞、猪心片、鲜蘑、料酒、盐后翻炒，然后倒入糖、醋等调成的汁，再翻炒 1 分钟即成。

功效：此菜补肾、养心、益血、镇静、除烦、安神，可治疗小儿惊吓害怕症。

## 桑葚粥

材料：鲜紫桑葚 30 克，糯米或粳米 50 克，冰糖适量。

做法：将桑葚洗净后与糯米同煮成粥，粥将成时加入冰糖。

功效：桑葚味甘、酸，性微寒，能补血滋阴、生津止渴、润肠通便。此粥用于小儿惊风恢复期或惊风后遗症的调理。每日服 2 次。

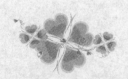

# 结核病预防调养食谱

结核病的病原菌是结核杆菌,易感人群主要是儿童,传染源是排菌的成人患者。结核杆菌可以从呼吸道、消化道、皮肤或胎盘侵入人体,最常见的是呼吸道传播。除了头发和牙齿外,结核杆菌几乎可以攻击人体的所有组织器官,对于婴儿来说,危害最大的当然首推肺结核及结核性脑膜炎。

**专家指导**

针对结核病,年轻的父母亲要重视,虽然结核病曾经被我们制服过,但仍是个可怕的杀手,要以预防为主。宝宝出生时要接种卡介苗,而且在规定的时间内去检查是否接种成功,若不成功要找出原因考虑补种。接种卡介苗后的复查"卡疤"就是判断初次接种是否成功的标志,父母千万不要忽视这个环节。随着宝宝的慢慢长大,到 6 ~ 7 岁时还要复种一次。这次复种也是必不可少的,它可以使渐渐降低的免疫力得以恢复并提高。在婴幼儿的日常生活上,要加强科学喂养,增强宝宝体质。下面介绍一些有关结核病的安全营养食谱。

**安全营养食谱**

## 冰糖黄精汤

材料:黄精 30 克,冰糖 50 克

做法:将黄精用冷水泡发,加冰糖,用小火煎煮 1 小时即成。吃黄精,喝汤,每日 2 次。

功效:滋阴,润心肺。适用于身体虚弱、肺虚咳嗽及肺结核或支气管扩大、低热、咯血等病症。

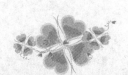

## 百合粥

材料:百合30克或干百合碾粉20克,糯米50克,冰糖适量。

做法:将百合剥皮、去须、切碎与糯米同入砂锅内,煮至米烂汤稠,加冰糖即成。

功效:润肺、止咳。

## 白芨冰糖燕窝

材料:燕窝10克,白芨15克,冰糖适量。

做法:燕窝与白芨同放瓦锅内,加水适量,隔水蒸炖至极烂,滤去渣,加冰糖适量,再炖片刻即成。每日服1~2次。

功效:补肺养阴,止嗽止血。

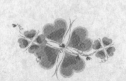

## 肺炎预防调养食谱

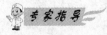 专家指导

　　肺炎通常是由细菌、病毒、支原体、真菌等病原体感染肺部所引起的疾病,致病的细菌有葡萄球菌、肺炎链球菌、溶血性链球菌,尤其以葡萄球菌所引起的肺炎最为严重。

　　细菌性肺炎包括支气管肺炎和大叶性肺炎两种。其中支气管肺炎是由支气管炎引起的,是婴幼儿肺炎的易患病,主要症状是脸色欠佳、高热、咳嗽,有时呼吸困难。稍大一些的宝宝患大叶性肺炎的概率较高,易出现突发性的高热。

　　肺炎病情的轻重与宝宝的免疫力有密切关系,上支气管肺炎通常是尚不具免疫力的婴幼儿的易患病。而具有免疫力的宝宝则易患单叶肺炎,此病的症状较轻微,会出现喉痛、胸痛、咳嗽、多痰等现象。

　　要治疗宝宝肺炎,除了药物外,在饮食上也要注意。

安全营养食谱

### 四品粥

　　材料:银花9克,淡豆豉9克,芦根15克,桑叶9克,粳米60克,白糖适量。

　　做法:将银花、淡豆豉、芦根、桑叶用纱布包好,煎水去渣,加入粳米、适量白糖,煮粥食用。

　　功用:如宝宝有发热、微恶风寒、头痛、咳嗽、痰黄白相兼症状,可食用此粥。

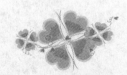

## 菊花桑叶饮

材料:桑叶、菊花各 6 克,淡竹叶、白茅根各 30 克,薄荷 3 克。

做法:将上述材料用开水冲泡 10 分钟,代水饮用,每日 1 剂,连用 3 天。

功效:降肺火、润肺。

## 竹沥粥

材料:大米 50 克,鲜竹沥 50 克。

做法:将大米洗净,按照常法煮粥,待粥熟后,加入鲜竹沥调匀服用即可。

功效:对因肺炎引起的胸痛有明显疗效。

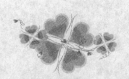

# 扁桃体炎预防调养食谱

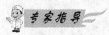 **专家指导**

　　扁桃体是人体的重要免疫系统,具有抗细菌、抗病毒的功能。而发生扁桃体炎是指腭扁桃体的非特异性炎症,是婴幼儿的常见病,可分为急性扁桃体炎、慢性扁桃体炎两种。其中急性扁桃体炎大多是在机体抵抗力降低时感染细菌或病毒所致,起病急,以咽痛为主要症状,伴有畏寒、发热、头痛等症状。

　　扁桃体炎多为细菌感染,特别是化脓性扁桃体炎更是化脓菌所致,所以急性扁桃体炎的治疗主要是控制感染,必须使用抗生素。除此之外,还要注意宝宝的饮食。

 **安全营养食谱**

## 牛蒡饮

材料:鲜牛蒡根 60 克。
做法:将牛蒡根去皮、切块,水煎,1 日多次饮服。
功能:清火、消炎。

## 丝瓜汁

材料:丝瓜 150 克。
做法:将丝瓜去皮、洗净,切段捣烂,绞汁,每次 100 毫升,沸水冲服。
功效:凉血解毒。

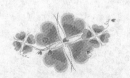

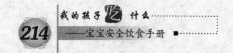

214 —宝宝安全饮食手册

# 蒲公英粥

材料:干蒲公英40～60克或鲜蒲公英60～90克,粳米50～100克。

做法:将蒲公英洗净、切碎,煎取药汁,去渣,入粳米同煮为稀粥。3～5天为1疗程,每日分2～3次稍温服食。

功效:补充维生素、有利尿的功用。

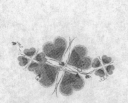

# 附录 常见食物营养成分列表

## 常见食物营养成分列表

（每100克食物中营养成分）

| 食物名称 | 总能量/千焦 | 蛋白质/克 | 脂肪/克 | 糖类/克 |
|---|---|---|---|---|
| 米饭 | 485 | 2.6 | 0.3 | 25.9 |
| 馒头 | 925 | 7 | 1.1 | 47 |
| 面包 | 1 305 | 8.3 | 5.1 | 58.6 |
| 面条 | 1 188 | 8.3 | 0.7 | 61.9 |
| 油条 | 1 615 | 6.9 | 17.6 | 51 |
| 粥 | 192 | 1.1 | 0.3 | 9.9 |
| 方便面 | 1 975 | 9.5 | 21.1 | 60.9 |
| 玉米粥 | 1 632 | 7.2 | 3.7 | 81.9 |
| 花卷 | 908 | 6.4 | 1.0 | 45.6 |
| 猪肉（肥瘦） | 1 653 | 13.2 | 37 | 2.4 |
| 猪肉（瘦） | 598 | 20.3 | 6.2 | 1.5 |
| 牛肉（瘦） | 441 | 20.2 | 2.3 | 1.2 |
| 酱牛肉 | 1 029 | 31.4 | 11.9 | 3.2 |
| 羊肉（瘦） | 494 | 20.5 | 3.9 | 0.2 |
| 鸡腿 | 757 | 16 | 13 | 0 |
| 鸡翅 | 812 | 17.4 | 11.8 | 4.6 |
| 鸡胸肉 | 556 | 19.4 | 5 | 2.5 |
| 火腿肠 | 887 | 14 | 10.4 | 15.6 |
| 鸡蛋 | 615 | 12.8 | 10.1 | 1.4 |
| 鸡蛋白 | 251 | 11.6 | 0.1 | 3.1 |
| 鸭蛋 | 753 | 12.6 | 13 | 3.1 |

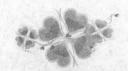

续表

| 食物名称 | 总能量/千焦 | 蛋白质/克 | 脂肪/克 | 糖类/克 |
|---|---|---|---|---|
| 鱼肉 | 473 | 16.6 | 5.2 | 0 |
| 虾肉 | 347 | 16.6 | 1.5 | 0.8 |
| 虾皮 | 640 | 30.7 | 2.2 | 2.5 |
| 紫菜 | 866 | 26.7 | 1.1 | 22.5 |
| 海带 | 322 | 1.8 | 0.1 | 17.3 |
| 海参 | 100 | 6.0 | 0.1 | 0 |
| 牛奶 | 226 | 3 | 3.2 | 3.4 |
| 酸奶 | 301 | 2.5 | 2.7 | 9.3 |
| 奶酪 | 1 372 | 25.7 | 23.5 | 3.5 |
| 全脂奶粉 | 2 000 | 20.1 | 21.2 | 51.7 |
| 脱脂奶粉 | 1 506 | 35.9 | 0.8 | 52.3 |
| 豆奶 | 1 770 | 19 | 8 | 68.7 |
| 豆腐 | 339 | 8.1 | 3.7 | 4.2 |
| 豆浆 | 59 | 1.8 | 0.7 | 1.1 |
| 黄豆 | 1 502 | 35.1 | 16 | 18.6 |
| 豆腐丝 | 841 | 21.5 | 10.5 | 5.1 |
| 豆腐干 | 586 | 16.2 | 3.6 | 10.7 |
| 苹果 | 218 | 0.2 | 0.2 | 13.5 |
| 梨 | 184 | 0.4 | 0.2 | 13.3 |
| 柑橘 | 213 | 0.7 | 0.2 | 11.9 |
| 西瓜 | 105 | 0.6 | 0.1 | 5.8 |
| 香蕉 | 381 | 1.4 | 0.2 | 22 |
| 桃 | 201 | 0.9 | 0.1 | 12.2 |
| 葡萄 | 180 | 0.5 | 0.2 | 10.3 |
| 猕猴桃 | 234 | 0.8 | 0.6 | 14.5 |
| 杏 | 151 | 0.9 | 0.1 | 9.1 |
| 白糖 | 402 | … | … | 98.9 |
| 冰糖 | 1 661 | … | … | 99.3 |

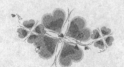

**续表**

| 食物名称 | 总能量/千焦 | 蛋白质/克 | 脂肪/克 | 糖类/克 |
|---|---|---|---|---|
| 奶糖 | 1 703 | 2.5 | 6.6 | 84.5 |
| 巧克力 | 2 452 | 4.3 | 40.1 | 51.9 |
| 醋 | 130 | 2.1 | 0.3 | 4.9 |
| 酱油 | 264 | 5.6 | 0.1 | 9.9 |
| 芝麻(黑) | 2 222 | 19.1 | 46.1 | 10 |
| 食用油 | 3 761 | 0 | 99.9 | 0 |

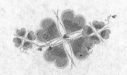